中华健康宝典

偏方秘方验方集萃

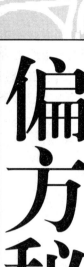

郭忠群 杨东雨◎主编

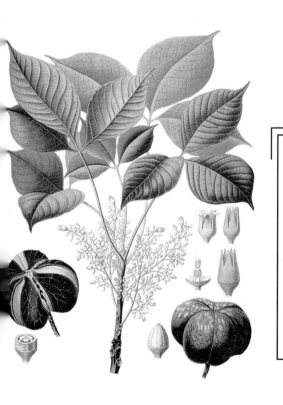

世界图书出版公司

西安 北京 上海 广州

图书在版编目（CIP）数据

偏方秘方验方集萃／郭忠群，杨东雨主编．—西安：
世界图书出版西安有限公司，2022.11
（中华健康宝典）
ISBN 978-7-5192-3579-6

Ⅰ．①偏… Ⅱ．①郭… ②杨… Ⅲ．①土方-汇编
②验方-汇编 Ⅳ．①R289.5

中国版本图书馆 CIP 数据核字（2022）第 218811 号

书　　名	偏方秘方验方集萃
	PIANFANG MIFANG YANFANG JICUI
主　　编	郭忠群　杨东雨
策　　划	胡玉平　孙　默
责任编辑	胡玉平
出版发行	世界图书出版西安有限公司
地　　址	西安市锦业路 1 号都市之门 C 座
邮　　编	710065
电　　话	029-87214941　029-87233647（市场营销部）
	029-87234767（总编室）
网　　址	http://www.wpcxa.com
邮　　箱	xast@ wpcxa.com
经　　销	新华书店
印　　刷	旭辉印务（天津）有限公司
开　　本	787mm×1092mm　1/16
印　　张	14
字　　数	220 千字
版次印次	2022 年 11 月第 1 版　2022 年 11 月第 1 次印刷
国际书号	ISBN 978-7-5192-3579-6
定　　价	68.00 元

医学投稿　xastyx@ 163.com　‖　029-87279745　029-87279675
☆如有印装错误，请寄回本公司更换☆

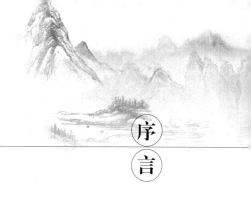

中国上下五千年的历史，诞生了博大精深的文化，也孕育了玄妙的中国医药学。从神农尝百草，到华佗、扁鹊、李时珍，一代又一代的伟大医者，用自己的汗水记录下了治病救人的方药，传承千年，历久弥新，为后世医药学的发展提供了理论依据，奠定了中国医药学不可撼动的地位。

中国医药学根植于传统文化，融合了哲学、天文、地理、历法等理论精髓，以阴阳五行作为理论基础，主张人体气、形、神的统一，深入探究人体的五脏六腑、经络关节、气血津液的变化，体现出中国医药学的自然观、生命观、辨证观和平衡观。另外，治疗疾病的中医处方都是古代医者经过与疾病不懈斗争总结而成，是古代医者的心血，历经千年的实践和发展，从药理到药效都得到了验证，是弥足珍贵的医学珍宝。从这些处方的疗效就可知中国医药学的伟大。虽然中国医药学深奥难解，但这些处方简单易懂，时至今日，仍具有很大的实用价值。

本套丛书从上百种中医学典籍中严格甄选，撷取了具有深远影响力的、应用性强的几本典籍，如我国现存最早的医学理论典籍《黄帝内经》，以及被誉为"中国最早的临床百科全书"的《千金方》。还收录了华佗的传世药方，以及在民间广为流传的有效偏方、秘方、验方和良方等。在分类上，科学统筹，条目清晰；在内容上，丰富翔实，面面俱到。同时，为了便于广大读者理解，对古文进行了严谨翻译，用白话解读，浅显易懂，易于理解学习，即使没有一点医学知识，也不影响阅读。

另外，书中精选的验方内容涉及内科、外科、妇科、男科、儿科、皮肤科等临床各科；日常生活中常见的各种病症，如头疼外感、胃痛胃酸、食欲不振、肺热喘咳等，都能从中找到治疗方药。从药材、功效到制作、服用，详细介绍了各科处方的应用，清晰明了，即查即用。需要注意的是，使用本书方药时一定要因人而异，即根据患者年龄、体质、病症轻重、病情缓急等不同情况而定。另外，书中所列药名由于年代久远，各地品种繁杂，有同药异名或药名不一的现象，使用时请核对。为保持珍本医籍的原貌，校对时只改了少数明显错误之处，对原书中难以确定之处，以及现今不宜服用的药物，如硫黄、石灰、童便等，均未做变动，保持了原貌，因此临床仍须辨证施治，灵活应用。

鉴于编者学识浅薄，时间仓促，不足或错谬之处，敬请行家里手不吝指教。

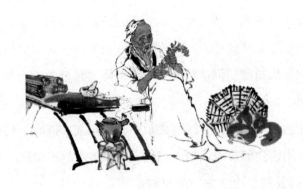

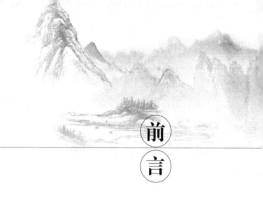

　　中医是我国的国粹，至今已有约两千五百年的历史，在这浩如烟海的历史长河中，中医获得了长足的发展和壮大，其中散落在民间的那些古老的偏方、秘方和验方，更是中华医学宝库中的瑰宝。

　　偏方是指药味不多，对某些病症具有独特疗效的方剂。偏方治病，在民间已源远流长，享有盛誉。民间自古就有"偏方治大病"的说法，很多偏方可快速解除身体的不适，将日常小毛病一扫而光，以至于那些西医和医界名家们也拍案称奇。秘方是指从事中医药的学者在临床实践中总结出的制药药方。诊断疾病的方法和处方，且在中成制药上不但有丸剂和散剂，还有胶囊。我国民间流传有不少"祖传秘方"，这其中不乏行之有效甚至药到病除的奇方、妙方。验方，是指经过反复临床验证的、确有较好疗效的处方，是祖国医学的珍宝和财富，是广大人民群众与疾病斗争的经验积累。

　　在我国传统的医学宝库中，这些独具特色的偏方、秘方、验方，虽来自民间，但无一不闪烁着我国劳动人民的智慧结晶，以其药源易得、使用方便、价格低廉、疗效显著、易学易用易推广的特点，历代流传不衰。为了发扬中医养生文化，我们特意从诸多中医古籍中收集了一些偏方、秘方、验方，精心编写了本书。

　　本书内容涉及内科、外科、妇科、皮肤科、五官科以及儿科等常见病的证治与方剂，为了方便广大读者放心选用书中所记的偏方、秘方、验方，我们在选方的过程中，尽可能弃其糟粕，取其精华，多选用生活中常见的食材和药材。需要说明的是，书中所列方剂中的药名由于年代久远，各地品种繁杂，有同药异名、异药同名或药名不一的现象，使用时请确认。另外，本书介绍的方药很多，使用时千万不要混淆各科的用药与剂量，比如，内服与外用的时候千万不要混淆。而且使用方药时要根据患者的年龄差异、病理性质、体质差异以及适应能力等各种不同情况进行衡量，因人而异，若生病或者身体不适，必须遵照医嘱服药，千万不能个人主观判断随意用药。

　　本书是笔者从各种中医典籍中精心遴选下来的药方。在整个收集整理的过程中，笔者克服了种种困难终于将该书付梓成稿。因编者水平有限，书中难免有不当或谬误之处，还望读者原谅，批评指正。

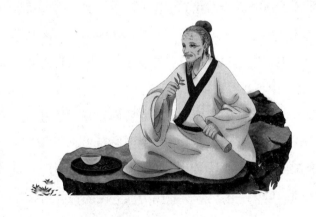

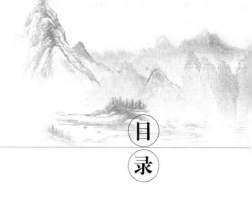

第一章　内科

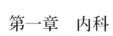

第二章　外科

第三章　妇科

第四章 皮肤科

第五章 五官科

第六章　儿科

偏方秘方验方集萃

第一章

内科

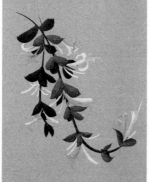

中医内科分为外感病、内伤病两大类。如伤寒、温病等传染性疾病和感染性疾病属外感病，脏腑、经络、气血、津液、精神等诸般病症均属内伤病。治疗方法以内服汤、冲剂、散、丸为主。

　　中医内科涵盖的病症很多，包括外感病症、心系病症、肺系病症、脾胃肠系病症、肝胆病症、肾系病症、气血津液病症、全身与肢体病症等。

咳　嗽

方一

【配　方】　鲜橄榄 4 枚，冰糖 15 克。

【制用法】　将橄榄洗净，劈开加入冰糖和适量的水，煎到出味，一次或分次温服。

【功　效】　清热止咳。适用于风热咳嗽。

方二

【配　方】　蛤蚧数只，蜂蜜 30 克，鲜萝卜适量。

【制用法】　将蛤蚧焙干研末，每次取蛤蚧粉 6 克，用蜂蜜、萝卜煎水冲服。

【功　效】　养阴清肺。适用于火燥伤阴的干咳。

方三

【配　方】　黄梨适量，饴糖若干。

【制用法】　将黄梨去核，捣汁，与饴糖合并煎膏，每服 2 汤匙，每日 3 次。

【功　效】　清肺化痰，润肺止咳。适用于肺燥咳嗽。

方四

【配　方】　紫苏、杏仁、生姜、红糖各 10 克。

【制用法】　将紫苏与杏仁捣成泥，生姜切片共煎，取汁去渣，调入红糖再稍煮片刻，令其溶化，每日分 2~3 次饮用。

【功　效】　散风寒，止咳嗽。适用于外感风寒引起的咳嗽。

中华健康宝典

方五

【配　方】　苦杏仁6~10克，生姜3片，白萝卜100克。

【制用法】　上药打碎后加水400毫升，文火煎至100毫升，可加少量白糖调味，每日1剂，分次服完。

【功　效】　散寒，化痰，止咳。适用于外感风寒咳嗽。

方六

【配　方】　橘红60克，生姜30克，蜂蜜250克。

【制用法】　先将橘红、生姜2味用水煎煮，15分钟取煎液1次，加水再煎，共取煎液3次，合并煎液，以小火煎熬浓缩，至黏稠时，兑入蜂蜜，至沸停火，装瓶备用。每日服3次，每次3汤匙。

【功　效】　散寒温肺，化痰止咳。适用于风寒咳嗽。

方七

【配　方】　小排骨500克，白果30克，调料适量。

【制用法】　将小排骨洗净，加黄酒、姜片、水适量，文火焖1.5小时。白果去壳及红衣，加入汤内，加盐调味再煮15分钟，加味精调匀，并撒上青葱末。

【功　效】　止咳平喘。适用于痰多，咳嗽，气喘。

方八

【配　方】　萝卜1个，白胡椒5粒，生姜3片，陈皮1片。

【制用法】　加水共煎30分钟，每日饮汤2次。

【功　效】　下气消痰。适用于咳嗽痰多。

方九

【配　方】　瘦猪肉50克，杏仁10克，北沙参15克。

【制用法】　共煎煮汤饮，每日服2次。

【功　效】　清肺，化痰，生津。适用于咳嗽少痰，口渴咽干，咽痒。

发　热

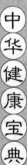

方一

【配　方】　金银花 15 克，大青叶 10 克，蜂蜜 50 克。

【制用法】　将金银花、大青叶放入锅内，加水煮沸，3 分钟后将药液澄出，放进蜂蜜，搅拌和匀，即可饮用。发热重，服 1 剂不退者，1 日内可连续饮 3 剂以上。

【功　效】　疏散风热。适用于外感风热发热重者。

方二

【配　方】　荆芥、苏叶、生姜各 10 克，茶叶 6 克，红糖 30 克。

【制用法】　将荆芥、苏叶、生姜切成粗末，与茶叶一同放入瓷缸内，用开水冲泡，盖严，将红糖放入另一盅或碗内，把用开水浸泡的药液趁热倒入，与红糖拌和，置大火上煮沸即可，趁热饮下。饮后覆被而卧，取微汗出，即可退热，剩下的药液煮热当茶饮。

【功　效】　发汗解表，散寒退热。适用于风寒所致的发热。

方三

【配　方】　西瓜（最好用白皮、白瓤、白籽的三白西瓜）。

【制用法】　将西瓜取瓤，去籽，用洁净纱布绞挤汁液，随量代水大量饮用。

【功　效】　清暑利尿，降火除烦。适用于感染性高热，口渴，尿少等症。

方四

【配　方】　菊花 10 克，玄参、麦冬各 15 克，桔梗 3 克，蜂蜜 30 克。

【制用法】　将菊花、玄参、麦冬、桔梗共煎，取药汁，将药汁澄出，放入蜂蜜，搅匀，即可饮用。不分次数，频频代茶饮。

【功　效】　疏风，润燥，退热。适用于秋天感受风燥热邪后所致发热。

方五

【配　方】　熟地 8 克，淮山药、白茯苓、葱结各 30 克，制附片、肉桂各 15 克，鸡骨架、猪肘各 500 克，雪豆 200 克，生姜 25 克，花椒 18 粒，胡椒粉 1 克，精盐、味精各 12 克。

【制用法】　将猪肘去尽残毛，置火上烧焦肉皮，入淘米水中浸泡约 30 分钟，用刀刮洗成黄色，雪豆洗净发胀，鸡骨架洗净砍成数块；姜、葱洗净，再将锅置旺火上，加清水，入鸡骨架、雪豆、附片、猪肘，烧沸后，捞去血泡，加姜、葱、花椒、醪糟汁，改用中火煮约 60 分钟，再移至小火上，加熟地、淮山药、白茯苓、胡椒粉、肉桂、精盐，煨炖至猪肘烂熟，汁浓，拣去鸡骨架、姜、葱、花椒，再加味精调味即成。

【功　效】　温阳，引火，归元。适用于阳虚所致发热。

方六

【配　方】　大白菜根 3 个，菊花 15 克，白糖适量。

【制用法】　将菜根洗净切片，与菊花共煎汤加白糖趁热服，盖被出汗，每天 1 剂，连服 3~4 天。

【功　效】　清暑退热。适用于暑湿伤表之发热。

方七

【配　方】　竹叶、生石膏各 20 克，法半夏 5 克，麦冬 30 克，沙参 15 克，甘草 6 克，粳米 100 克。

【制用法】　先煮药物，滤去渣，取药液 2000 毫升，备用。以药液同粳米煮成稀粥，分 5 次以上服食完。

【功　效】　清余热，复胃津。适用于温热病后，高热虽退，余热未尽，仍见低热。

方八

【配　方】　人参 6 克，鸡脯肉 200 克，冬笋、黄瓜各 25 克，鸡蛋 1 个，食盐 2 克，料酒 15 克，葱白 3 茎，生姜、香菜梗各 6 克，鸡汤、芝麻油、猪油各适量。

【制用法】　将人参切成 0.66 厘米厚的薄片，冬笋、黄瓜切成骨排片，姜、葱切成丝，香菜梗切成长段；再将鸡脯肉切成 3 厘米长、1.5 厘米宽、0.3 厘米厚的鸡肉片，加盐、味精拌匀，再拌鸡蛋清和水豆粉；在勺内放猪油，油五成热时，入鸡肉片，用铁筷划开，热时捞出；用盐、味精、鸡汤、料酒兑成汁水，在勺内放底油，油六成热时，入葱丝、生姜丝、笋片、人参片煸炒，再下黄瓜片、香菜梗、鸡肉片，烹上汁水，颠翻几下，淋上芝麻油即成。可分餐佐食。

【功　效】　培补正气。适用于气虚所致的发热。

方九

【配　方】　鸡蛋黄2个，黄连12克，黄芩、白芍各3克，阿胶9克。

【制用法】　先煮黄连、黄芩、白芍。加水8杯，浓煎至3杯，去渣后，加阿胶烊化，再加入鸡蛋黄，搅拌均匀，分3次服。

【功　效】　清热育阴。适用于热邪入营，伤耗营阴心液，发热不止。

方十

【配　方】　生地黄汁约80毫升（或用干地黄60克），粳米100克，枣仁10克，生姜2片。

【制用法】　将地黄洗净后切段，每次搅取其汁50毫升，用粳米加水煮粥，煮沸后加入地黄汁、枣仁和生姜，煮成稀粥食用。

【功　效】　滋阴清热。适用于阴虚发热。

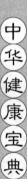

感　冒

方一

【配　方】　豆腐2块，豆豉6克，葱白3根。

【制用法】　先将豆腐、豆豉用水1碗煎至半碗，再入葱白，煎沸后趁热服用。

【功　效】　疏散风寒。适用于风寒感冒。

方二

【配　方】　香菜30克，黄豆10克，食盐少许。

【制用法】　将香菜、黄豆洗净。先把黄豆放入锅内，加水适量，煮15分钟后，再加入香菜同煮15分钟，去渣喝汤，1次或分次服完，服时加少量食盐调味，每天1剂，分2次服。

【功　效】　发散风寒。适用于风寒感冒。

方三

【配　方】　草鱼（青鱼）肉 150 克，生姜片 25 克，米酒 100 克。

【制用法】　将半碗水煮沸后，放入鱼肉片、姜片及米酒共炖约 30 分钟，加盐调味。趁热食用，食后卧床盖被取微汗，每日 2 次。注意避风寒。

【功　效】　解表散寒，疏风止痛。适用于风寒感冒。

方四

【配　方】　生姜 3 片，红糖 15 克。

【制用法】　将生姜洗净切丝，放在瓷杯内，以沸水冲泡，盖上盖温浸 5 分钟。再调入红糖，趁热顿饮，服后睡卧盖被取汗。

【功　效】　驱寒发汗。适用于风寒感冒。

方五

【配　方】　绿豆粉、麻黄根或节、甘草各等份。

【制用法】　研为细末。每次 3 克，用无根水 100 毫升调服。

【功　效】　发汗解表。适用于一切风寒感冒。

方六

【配　方】　藿香 10 克，生姜 5 克，红糖适量。

【制用法】　前 2 味水煎取汁，调入红糖，每日 1 剂，分 2~3 次饮。

【功　效】　化湿和中，解表散寒。适用于风湿感冒。

方七

【配　方】　霜桑叶 500 克。

【制用法】　桑叶洗净，切碎，加水煮，蒸馏，收集饱和芳香水，每服 30 毫升，每日 2 次。

【功　效】　祛风清热。适用于风热感冒。

方八

【配　方】　金银花 30 克，山楂 10 克，蜂蜜 250 克。

【制用法】　将金银花与山楂放入砂锅内，加水置旺火上烧沸，3~5 分钟后，将药液滤入碗内。再加水煎熬一次后滤出药液。将两次药液合并，放入蜂蜜搅匀。服用时温热，可随时饮用。

【功　效】　清热解毒，散风止痛。适用于风热感冒。

偏方秘方验方集萃

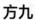

方九

【配　方】桑叶、菊花各6克，淡竹叶、白茅根各30克，薄荷3克。

【制用法】上药用沸水冲泡10分钟，频频饮，或放冷当饮料大量饮，连服2~3天。

【功　效】疏散风热。适用于外感风热所致的感冒。

方十

【配　方】马鞭草30克，青蒿、羌活各15克。

【制用法】每日1剂，水煎服。

【功　效】祛风散寒，止痛。适用于流行性感冒。

眩　晕

方一

【配　方】僵蚕、青皮各9克，荆芥穗、羌活、白芷、明天麻各6克，鸡蛋2个。

【制用法】将上药与鸡蛋加水适量，共煮之，待鸡蛋熟后去皮，再煮，令药味入透，取食鸡蛋即可。

【功　效】祛风止眩晕。适用于风邪所致头目眩晕。

方二

【配　方】党参、当归12克，黄芪10克，茯神15克，白术、酸枣仁、龙眼肉、炙甘草、远志各9克，木香6克，生姜3片，大枣5枚。

【制用法】水煎服，每日1剂，早晚分服。

【功　效】补气养血。适用于气虚血亏所致头晕。

方三

【配　方】荆芥10克，蝉蜕6克，桑叶5克，薄荷、菊花各9克。

【制用法】水煎服，每日1剂，分2次服。

【功　效】解毒祛风。适用于外感风寒所致眩晕。

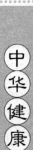

方四

【配　方】　夏枯草 6~100 克，瘦猪肉 30~60 克。

【制用法】　加水适量，煮至肉熟即可。喝汤吃肉，每日 2 次。

【功　效】　清肝火，散郁结，降血压。适用于肝火上炎之眩晕。

方五

【配　方】　茯苓 60 克，白酒 500 克。

【制用法】　将茯苓放入白酒中浸 7 日以上，每日适量饮用。

【功　效】　健脾补中，利水渗湿，养心安神。适用于脾虚湿盛、气血不畅所致的体弱食少、头晕、四肢沉重少力等症。

【备　注】　虚寒精滑或气虚下陷者忌服。

方六

【配　方】　甘菊花 10 克，陈粳米 50 克，冰糖少许。

【制用法】　甘菊花去蒂择净，磨成菊花末，先以陈粳米、冰糖加水 500 毫升，煮至米开汤稠，调入菊花末，文火稍煮片刻，待粥稠停火，盖紧焖 5 分钟。每日 2 次，稍温服食。

【功　效】　疏风，清热，止痛。适用于外感风热所致头目眩晕。

方七

【配　方】　仔鸡 1 只（约 1300 克），党参 20 克，白术、当归、花椒、姜块各 10 克，熟地、葱结各 15 克，精盐 7 克，五香粉 1 克，绍酒 50 克，菜籽油 1000 克（实耗 100 克）。

【制用法】　将前 4 味中药去净灰渣，烘干研粉末，仔鸡宰杀去毛，除内脏及足爪，清洗干净，然后将精盐、绍酒 15 克、中药末调匀，抹在鸡身内外，放入蒸碗内，加姜块、葱结、花椒、绍酒、五香粉，用湿棉纸封住碗口，入笼蒸熟透，取出拣去姜、葱、花椒不用；炒锅置旺火上，下菜油烧至七成熟，将鸡入油锅内炸成金黄色，至皮酥捞出，放于盘中即可食。佐餐食之。

【功　效】　补脾益气，补血活血。适用于气血不足所致头晕。

方八

【配　方】　羌活、前胡（去苗）、石膏（研碎）、白茯苓（去皮）、川芎、枳壳（麸炒）、黄芩（去黑心）、甘菊花、防风、细辛（去叶）、甘草（炙、锉）、蔓荆子、麻黄（去根节煮，掠去沫，

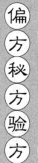

偏方秘方验方集萃

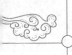

焙）各 30 克。

【制用法】 上药研碎，每次服 9 克，水 1 盏，生姜 3 片，鸡苏 3 叶，同煎至七分，去滓，不拘时服。

【功　效】 清热解毒，祛风燥湿，活血止痛。适用于风头眩，筋脉拘急，痰涎壅滞，肢节烦疼。

方九

【配　方】 熟地黄 15 克，山药、枸杞子各 12 克，山茱萸、杜仲、菟丝子、附子、当归各 9 克，肉桂 3 克，鹿角胶 10 克。

【制用法】 水煎服，1 日 1 剂，分 2 次服。

【功　效】 温补肾阳。适用于肾阳虚所致眩晕。

方十

【配　方】 黑芝麻、蜂蜜各适量，鹌鹑蛋 5 个。

【制用法】 将鹌鹑蛋打入碗中，加入黑芝麻 15 克，蜂蜜 10 克，清水适量，用筷搅匀，隔水蒸熟即成。早晨 1 次顿服，连服数日。

【功　效】 益精补血，滋补肝肾。适用于肝肾阴虚所致眩晕。

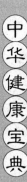

头　痛

方一

【配　方】 蔓荆子 90 克，酒 500 克。

【制用法】 将蔓荆子磨为粗末，浸泡酒中，7 天后使用。每日 3 次，每次服 10~20 毫升，温服为佳。

【功　效】 疏散风热，清利头目。适用于风热头痛。

方二

【配　方】 薄荷 6 克，桑叶、菊花、连翘各 9 克，黄芩 6 克，蔓荆子 12 克。

【制用法】 水煎服，每日 1 剂，分 2 次服。

【功　效】 疏风清热。适用于外感风热之头痛。

方三

【配　方】　葱 30 克，淡豆豉 15 克，黄酒 50 克。

【制用法】　将淡豆豉放入锅内加水 1 碗，煎煮 15 分钟，再把葱切段放入，继续煮 5 分钟，最后把酒冲入，立即起锅，趁热服下，取微汗即停服。

【功　效】　解表散寒。适用于风寒感冒，头痛出汗，一身不适等症。

方四

【配　方】　鹌鹑蛋 5 个，胡萝卜 30 克，荷叶 20 克，山药 10 克，大枣 10 枚，菊花 15 克，红糖适量。

【制用法】　加水共煮至蛋熟，吃蛋喝汤，连服 6 剂。

【功　效】　补血，止头痛。适用于血虚头痛。

方五

【配　方】　猪脑髓 1 个，天麻、川芎各 10 克，绍酒、白芷各 7 克，姜汁 2 克，味精、精盐各 1 克。

【制用法】　将天麻、川芎、白芷洗净，烘干研成粉末，放入蒸碗内，猪脑髓挑净血丝，洗净入碗内，加绍酒、味精、姜汁、精盐及鲜汤 150 克，用湿棉纸封住碗口，置钢精锅内蒸熟即成。

【功　效】　滋肾，补脑，止痛。适用于气虚头痛。

方六

【配　方】　炙黄芪 30 克，人参 3~5 克，枣仁 10 克，粳米 100 克，白糖适量。

【制用法】　将黄芪、人参切成薄片，用冷水浸泡半小时，入砂锅煎沸，改用小火煎浓汁，取汁前半小时入枣仁。取汁 2 份于每日早晚同粳米加水适量煮粥。粥成后入白糖，稍煮即可。

【功　效】　补气止痛。适用于气虚头痛。

方七

【配　方】　白萝卜 300 克，海带 100 克。

【制用法】　将海带洗净，用温水浸泡 5 小时以上，连同浸泡的水一起装入砂锅内，先武火煮沸，再文火煨炖，将萝卜切片，待海带煮沸后下入砂锅同煮，直至烂熟。空腹将海带萝卜汤一齐服下，可当菜吃，连服数月，疗效显著。

【功　效】健脾化痰，除浊解腻。适用于痰湿头痛。

方八

【配　方】芹菜 400 克，水发香菇 50 克，干淀粉、菜油、调料各适量。

【制用法】芹菜择去叶、根，洗净切段，盐渍 10 分钟，清水浮洗，沥干；香菇切片；淀粉、醋、味精加水 100 毫升兑成芡汁待用；炒锅内菜油烧至冒烟无泡沫，放入芹菜煸炒 2~3 分钟，投入香菇片，迅速炒匀，加酱油，炒 1 分钟，淋入芡汁速炒起锅。

【功　效】平肝潜阳。适用于肝阳上亢所致头痛。

方九

【配　方】红花、川芎、川牛膝各 10 克，白酒 500 克。

【制用法】选上等红花、川牛膝、川芎，后 2 味切片，备用。将以上 3 味放入酒中，浸泡 7 天，每日早晚空腹饮用，每次不得超过 15 毫升。

【功　效】活血化瘀，通经止痛。适用于血瘀阻络的头痛、身痛、心痛、月经疼痛以及跌打损伤所致的痛症。

方十

【配　方】菊花、钩藤、制首乌、潼蒺藜、女贞子、旱莲草、丹参、白芍各 15 克，怀牛膝 10 克，炙甘草 6 克。

【制用法】水煎服，每日 1 剂，分 2 次服。

【功　效】养肝，育阴，熄风。适用于头昏头胀，眩晕。

失　眠

方一

【配　方】绿茶 15 克，酸枣仁粉 10 克。

【制用法】每日清晨 8 时前，将绿茶用开水冲泡 2 次饮服。8 时后忌饮茶水。晚上就寝前冲服酸枣仁粉。

【功　效】养心补肝，宁心安神。适用于失眠症。

【备　注】服用期间须停其他中西药物。凡高血压、心动过速、习惯性便秘患者及哺乳期妇女，均应慎用。

方二

【配　方】　面粉、鸡蛋各 500 克，枣泥 30 克，莲肉 100 克，白糖 650 克，菜籽油 20 克。

【制用法】　将干莲肉去心，放入锅内，加清水煮熟至黏软，再以洁白布包莲肉，揉烂成泥；将鸡蛋打入盆内，用掸蛋器掸成稀糊，加入白糖，掸约 35 分钟，待蛋浆由淡黄转变为白色时，将面粉、枣泥、莲肉泥放入，调和均匀待用；将蒸笼垫上干净纱布，放入木制方形框，抹上菜油后，倒入蛋浆的 1/2，用铁瓢舀入方形框内擀平，再倒入余下的蛋浆擀水，入笼蒸熟，用小刀切成长条方块即成，当早点食之。

【功　效】　健脾补心，养血安神。适用于心脾血亏所致的失眠。

方三

【配　方】　党参、桂圆肉各 12 克，黄芪 15 克，白术、茯神、当归各 9 克，炒枣仁 10 克，木香 8 克，甘草、远志各 6 克，生姜 3 片，大枣 5 枚。

【制用法】　水煎服，1 日 1 剂，早晚分服。

【功　效】　补益心脾，养血安神。适用于心脾血虚所致的失眠。

方四

【配　方】　茯神、陈皮各 10 克，山楂、半夏各 9 克，茯苓 12 克，连翘 6 克，莱菔子 15 克。

【制用法】　水煎服，午、晚饭后服。

【功　效】　健脾和胃，化滞消食。适用于胃气不和所致的失眠。

方五

【配　方】　黄连 12 克，朱砂 15 克，生地黄、当归各 10 克，炙甘草 6 克。

【制用法】　水煎服，1 日 1 剂，早晚分服。

【功　效】　清心，育阴，安神。适用于心肾不交所致的失眠。

方六

【配　方】　酸枣仁 75 克，乳香 90 克，蜜 60 毫升，牛黄 0.5 克，糯米 50 克，朱砂 15 克。

【制用法】　将药研为细末和匀，用酒 5 毫升和蜜混一处，慢火煎如稀饼。

偏方秘方验方集萃

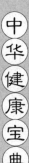

不拘时候，以温酒下 15 克许。

【功　效】实胆安神。适用于胆虚不眠。

方七

【配　方】黄连 10 克，生白芍 20 克，鲜鸡蛋（去蛋清）2 个，阿胶 50 克。

【制用法】先将黄连、生白芍加水煮取浓汁 150 毫升，然后去渣。再将阿胶加水 50 毫升，隔水蒸化，把药汁倒入以慢火煎膏。将成时放入蛋黄拌匀即可。每服适量，每晚睡前服 1 次。

【功　效】通心肾。适用于心肾不交之不寐。

方八

【配　方】茯苓 15 克，茯神、石菖蒲各 12 克，远志、人参各 10 克，龙齿 6 克。

【制用法】水煎服，1 日 1 剂，早晚分服。

【功　效】益气镇惊，安神定志。适用于心胆气虚所致的失眠。

方九

【配　方】桂圆肉 100 克，60 度白酒 400 毫升。

【制用法】将桂圆肉放在细口瓶内，加入白酒，密封瓶口，每日振摇 1 次，半月后可饮用。每日 2 次，每次 10~20 毫升。

【功　效】补益心脾，养血定神。适用于神经性心悸，虚劳衰弱，失眠，健忘，惊悸等症。配合白酒，通经络，行药力，使之更好地发挥作用。

【备　注】内有痰火及湿滞停饮者忌服。

方十

【配　方】大枣 5 枚，粟米 50 克，茯神 10 克。

【制用法】先煎煮茯神，滤取汁液，以茯神液与大枣、粟米同煮为粥，每日 2 次，早晚分服。

【功　效】健脾养心，安神益志。适用于心脾两虚，惊悸怔忡，失眠健忘，精神不集中者。

癫　痫

方一
【配　方】　明雄黄、钩藤、制乳香各 25 克，琥珀、天竺黄、天麻、全蝎、胆南星、郁金、黄连、木香各 19 克，荆芥穗、明矾、甘草各 13 克，朱砂 5 克，珍珠末、冰片各 2 克，绿豆 200 克。

【制用法】　上药除雄黄、朱砂外，共研细末，制水丸如绿豆大，雄黄、朱砂研细末为衣。每天服 2 次，早晚温开水送服，或据病情选 1~2 味中药煎汤送服。成人每天 4~6 克，1 周岁儿童每次 1~1.5 克，可随年龄、体质增减用量，均以 3 个月为 1 疗程。

【功　效】　豁痰开窍，降逆镇痉，安神定痫。适用于癫痫。

【备　注】　服药期间避免惊怒，禁烟酒、辛辣、荤腥食物；经服药停止发作后，须继续服药 100 天以上，病重者一年以上方可停药，以免复发；服药期间避免重体力或过度脑力劳动，禁房事；若服药前服用苯妥英钠、苯巴比妥等药者，或病程长、发作剧者，可继续与本药同服至 1 个月左右，症状明显好转后酌减、停药。"癫痫者，疾邪逆也"，治疗大法，当首重祛痰降逆。本方有祛痰降逆、开窍镇痉、安神之功，具有定痫之效。方中雄黄有一定毒性，但本方以丸缓服，且有甘草、绿豆解毒，所治病例仅个别有轻微皮疹过敏，停药即消失。

方二
【配　方】　甘草、小麦各 30 克，红枣 10 枚。

【制用法】　水煎服。早晚空腹各 1 次。

【功　效】　养心安神，除烦宁神。适用于癫痫。

方三
【配　方】　郁金、蚤休、白矾各 15 克。

【制用法】　上药共研为细末分 10 等份，成人日服 1 份，儿童酌减，3 个月为 1 疗程。

【功　效】　清热利湿，解郁化痰。适用于癫痫。

方四

【配　方】　甘草（炙）9 克，淮小麦、大枣各 35 克。

【制用法】　水煎服，每日服 1 剂，分 2 次服，同时每晨空腹开水冲服明矾（米粒大）1 枚。

【功　效】　养心宁神，涤痰祛浊。适用于癫痫。

方五

【配　方】　猪心 1 个，朱砂、白朱砂（研细粉）各 3 克。

【制用法】　取猪心血滴于碗内，将 2 味朱砂同猪心血调匀。分 3 次服下。

【功　效】　补血脉，解邪热，安心神。适用于癫痫初期。

方六

【配　方】　柴胡、党参、半夏、黄芩、大枣、芍药各 25 克，甘草、桂枝各 20 克，生姜 10 克。

【制用法】　上药研为细末，制成片剂，成人每次 6 克，每日服 3 次，儿童酌减。

【功　效】　疏肝健脾，调畅气机。适用于顽固性癫痫。

方七

【配　方】　团鱼（鳖）1 只，油、盐、酱油各适量。

【制用法】　将团鱼宰杀去壳及内脏，切块，洗净，沥尽水。锅置火上加入食油烧热，下团鱼块煸炒，放入盐和酱油稍炖开，再加热水适量，水沸后改用文火炖，待团鱼肉烂即成。吃肉饮汤。在发病前服用，每日 1 只，连服 7 天。除感觉发热外，无其他反应。

【功　效】　益气，补虚，除湿热。适用于湿热瘀滞的羊痫风。

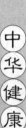

中　风

方一

【配　方】　天麻 20 克，钩藤 30 克，全蝎 10 克，白蜜适量。

【制用法】　天麻、全蝎加水 500 毫升，煎取 300 毫升后入钩藤煮 10 分钟，去渣，加白蜜混匀，每服 100 毫升，每日 3 次。

【功　效】　熄风止痉，通络止痛。适用于中风。

方二

【配　方】　石斛、天麻、川芎、仙灵脾、五加皮、牛膝、草薢、桂心、当归、牛蒡子、杜仲、制附子、乌蛇肉（微炒）、茵陈、狗脊、丹参各 20 克，虎胫骨（涂酥炙黄）32 克，川椒 25 克，好酒 1500 毫升。

【制用法】　将药共捣碎细，酒浸瓮中密封 7 宿，饮用。每日 1 小杯，不计时候温饮，常令有酒力相续。

【功　效】　育阴潜阳，熄风。适用于中风手足不遂，骨节疼痛，肌肉顽麻，腰膝酸痛，不能仰俯，腿脚肿胀。

方三

【配　方】　葛粉 250 克，荆芥穗 50 克，豆豉 150 克。

【制用法】　葛粉做面条，荆芥穗、豆豉共煮沸，去渣留汁，葛粉面条放药汁中煮熟，空腹食。

【功　效】　祛风。适用于中风，言语謇涩，神昏，手足不遂。

方四

【配　方】　秦艽、独活、细辛各 10 克，甘草 6 克，羌活 16 克，白芷、熟地、茯苓、当归、白术各 9 克，石膏、白芍 15 克，防风、川芎、黄芩、生地黄、熟地黄各 12 克。

【制用法】　水煎服，1 日 1 剂，分 2 次服。

【功　效】　祛风通络，活血化瘀。适用于经络空虚所致的中风。

方五

【配　方】　黄连、黄柏、栀子、黄芩各 9 克。

【制用法】　每日 1 剂，水煎，早晚温服，14 天为 1 疗程，服药时间最长为 4 个月，最短为 1 个月。

【加　减】　痰热腑实型，加大黄、瓜蒌、制半夏；气虚血瘀型，加生黄芪、太子参、鸡血藤；痹阻经络型，加钩藤、通草、丹参、丝瓜络；阴虚风动型，加生地、玄参、麦冬、生牡蛎。

【功　效】　清泻心火。适用于中风后遗症。

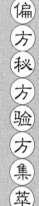
偏方秘方验方集萃

方六

【配　方】 生地 30 克，山茱萸、石斛、麦冬、肉苁蓉、石菖蒲、茯苓、地龙、当归各 15 克，远志 8 克，黄芪 60 克，赤芍 24 克，水蛭（研吞）10 克。

【制用法】 水煎服。

【功　效】 滋阴益气，化痰解瘀。适用于中风后遗症。

方七

【配　方】 豨莶草不等。

【制用法】 将豨莶草晒干研成细末，制成丸，每天服 2 次，每次 10 克。

【功　效】 祛风湿，利关节，解毒。适用于中风后遗症。

方八

【配　方】 白附子 15 克，僵蚕、全蝎各 10 克。

【制用法】 水煎服，1 日 1 剂，分 2 次服。

【功　效】 祛风，除痰，通络。适用于中风后遗症以口眼歪斜为主者。

方九

【配　方】 白附子、远志、天麻、羌活、制南星各 10 克，木香 6 克，甘草 5 克，石菖蒲 12 克，全蝎 15 克。

【制用法】 水煎服，每日 1 剂，1 日 2 次。

【功　效】 祛风化痰，宣通窍络。适用于中风后遗症以语言不利为主者。

方十

【配　方】 当归尾 12 克，川芎、黄芪、桃仁、赤芍、红花各 10 克，地龙 15 克。

【制用法】 水煎服，1 日 1 剂，分 2 次服。

【功　效】 益气养血，祛瘀通络。适用于半身不遂。

方十一

【配　方】 淮牛膝、生白芍各 12 克，龙骨 20 克，天冬、茵陈蒿、玄参各 10 克，麦芽 15 克，代赭石 500 克，牡蛎 30 克，川楝子、龟板各 9 克，甘草 6 克。

【制用法】 水煎服，每日 1 剂，分 2 次服。

【功　效】 育阴潜阳，镇肝熄风。适用于肝肾阴虚，风阳上扰所致的中风。

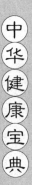

方十二

【配　方】　鸡蛋皮 120 克，黄酒适量。

【制用法】　将鸡蛋皮炒黄，捣碎，研为细末。每服 6 克，黄酒冲服。

【功　效】　活血，止痉。适用于四肢麻木，手足抽搐。

方十三

【配　方】　人参 5~10 克，附片 30~60 克，粳米 50~100 克。

【制用法】　将人参、附片合煎 1 小时，取药汁与粳米煮成稀粥，缓缓喂服；或加 1 小碗鸡汤，与药汁、粳米一并熬粥，继续将人参、附片煎取二汁（1 小时以内），取浓汁再与粳米煮粥喂服。

【功　效】　益气回阳，扶正固脱。适用于突然昏仆，不省人事，目合口开，鼻鼾息微，手撒遗尿，脉微欲绝。

方十四

【配　方】　鲜鲤鱼血、白糖各等份。

【制用法】　将上 2 味搅匀涂之。向左歪涂右侧，向右歪涂左侧。

【功　效】　补气养血。适用于中风引起的口眼歪斜。

方十五

【配　方】　山萸肉、茯苓、郁金、赤芍各 15 克，枸杞、丹参各 12 克，熟地、橘红、半夏、石菖蒲、鲜荷叶各 10 克。

【制用法】　将配方中的药材放入砂锅中加水用小火煎服，每天服食 1 剂，早晚分服。

【功　效】　益肾填精，化痰清脑。适用于脑动脉硬化，中风先兆，中风后遗症等。

神经衰弱

方一

【配　方】　虾壳 25 克，酸枣仁、远志各 15 克。

【制用法】　共煎汤，每日服 1 剂。

【功　效】　安神镇静。适用于神经衰弱。

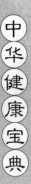

方二

【配 方】 鹌鹑蛋、白糖各适量。

【制用法】 将鹌鹑蛋打破倒入碗中，调匀，用开水冲之，服时加白糖，每日早晚各冲 1 个鹌鹑蛋，连续服用。

【功 效】 养心安神。适用于神经衰弱。

方三

【配 方】 丹皮、柴胡、远志各 6 克，焦山栀、白芍、当归、茯神、佛手片、酸枣仁各 9 克，炙甘草 3 克，生牡蛎 15 克，钩藤 12 克。

【制用法】 水煎服，每日 1 剂，分 2 次服。

【功 效】 疏肝理气，凉肝宁心。适用于神经衰弱。

方四

【配 方】 百合 24 克，青龙齿 9 克，生龙骨 11 克，琥珀粉（分冲）3 克，炙甘草 6 克，淮小麦 15 克，红枣 5 枚。

【制用法】 水煎服，每日 1 剂，分 2 次服。

【功 效】 镇静安神，养气复脉。适用于神经衰弱。

方五

【配 方】 枣仁 10 克，黄花菜 20 根。

【制用法】 将上 2 味炒至半熟，捣碎研成细末，睡前 1 次服完。

【功 效】 疏肝健脾，宁心安神。适用于肝气郁结所致神经衰弱。

方六

【配 方】 瘦猪肉 250 克，莲子、百合各 30 克。

【制用法】 共放砂锅内加水煮汤，调味服食，每天 1 次，连服数天。

【功 效】 健脾养心，宁志安神。适用于心脾亏虚所致神经衰弱。

方七

【配 方】 党参、熟地各 12 克，白术、当归、酸枣仁、茯神各 9 克，生黄芪 15 克，炙甘草 3 克，远志、广木香各 6 克，五味子 4.5 克。

【制用法】 水煎服，每日 1 剂，早晚分服。

【功 效】 补益心脾，调养气血。适用于心脾两虚所致的神经衰弱。

方八

【配 方】 枸杞子、大生地 12 克，菊花、山萸肉、茯神、麦冬、酸枣仁各9克，丹参、制首乌、龟板各15克，丹皮6克。

【制用法】 每日1剂，水煎服，早晚分服。

【功　效】 滋阴降火，平肝潜阳，宁神定志。适用于阴虚阳亢所致的神经衰弱。

方九

【配　方】 附子4.5克，肉桂粉（分冲）3克，山萸肉9克，淮山药、制首乌、女贞子、生龙骨各15克，仙灵脾、巴戟天、柏子仁各12克。

【制用法】 水煎服，每日1剂，早晚分服。

【功　效】 温阳，补肾，填精。适用于肾阳不足所致的神经衰弱。

方十

【配　方】 粳米、核桃肉各50克。

【制用法】 将粳米加水800毫升，煮成稀粥，桃仁去皮捣烂，加入稀粥，再用小火煮数滚，见粥稠表面有油为度，温热服食，早晚各1次，连服数天。

【功　效】 补肾助阳，宁心安神。适用于肾阳不足所致神经衰弱。

面神经瘫痪

方一

【配　方】 当归、川芎各10克，蜈蚣3条，蝉蜕、甘草各6克，地龙（焙干）10条，乌附片（先煎半小时）、防风、钩藤、僵蚕各13克。

【制用法】 水煎服，每日1剂，早晚分服。

【功　效】 祛风平肝，活血通络。适用于面瘫。

方二

【配　方】 鲜杨树皮60~100克。

【制用法】 将树皮加水1000毫升，煎沸后趁热熏患者侧面颊部，器皿下置小炉，文火缓缓加温，使热气持续而均匀，每次40~60

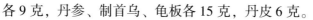

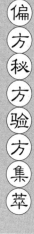

分钟。

【功　效】　温经通络。适用于面瘫。

方三

【配　方】　大豆 200 克，独活 50 克，白附子 10 克，米酒 1000 毫升。

【制用法】　先将大豆炒熟，与后 2 味共捣碎，加入酒内煎数沸，去渣备用。每日早晚饮酒各 1 次，每次 10 毫升。

【功　效】　祛风通络。适用于面神经瘫痪。

方四

【配　方】　小红参、女金芦、泽兰各 150 克，白酒 2500 毫升。

【制用法】　浸泡半日后使用。每次 20~40 毫升，每日服 1 次。

【功　效】　祛风除湿，补血活血。适用于面神经麻痹。

方五

【配　方】　白附子 12 克，僵蚕、川芎、丝瓜络各 9 克，全蝎 6 克，生地、赤芍、当归各 15 克，桂枝 50 克，鸡血藤 30 克。

【制用法】　水煎服，每日 1 剂，分 2 次服。

【功　效】　祛风活血。适用于口眼歪斜，半边脸麻痹。

呃　逆

方一

【配　方】　丁香、沉香、吴茱萸各 15 克，生姜汁、葱汁各 5 毫升。

【制用法】　将前 3 味药共研细末，加入姜汁、葱汁调匀如软膏状，装瓶备用。用时取药膏适量，敷于脐孔上，外以纱布覆盖，胶布固定。每日换药 1 次。

【功　效】　温胃散寒，降逆止呃。适用于呃逆。

方二

【配　方】　柠檬 1 个，酒适量。

【制用法】　将鲜柠檬浸在酒中，打嗝时吃酒浸过的柠檬（但不能吃柠檬皮）。

【功　效】　止呃。适用于呃逆。

方三
【配　方】　黑芝麻、白砂糖各适量。

【制用法】　将黑芝麻炒熟、杵碎，拌入白砂糖，服食数匙。

【功　效】　滋养肝肾，润肠通便。适用于呃逆。

【备　注】　黑芝麻能滋养肝肾，润肠通便。用之治呃逆，可能同"香能治呃"有关，因黑芝麻炒熟杵碎后，香味浓烈。

方四
【配　方】　猪大肠1挂，香油、黄酱、姜丝各适量。

【制用法】　将猪大肠用盐水抓洗，翻过来把肠内污物冲洗净，然后再翻过来用清水漂洗干净，用线将肠两端扎紧，放锅内加水煮熟。熟后切成小段，加香油、黄酱、姜丝溜炒，佐大米软饭吃，但不宜吃过饱。可连续吃5挂。

【功　效】　宽膈利胃。适用于噎膈，呃逆，呕吐，饮食不进。

方五
【配　方】　荔枝7个。

【制用法】　荔枝连皮核烧干存性，研为末。白水送服。

【功　效】　通神益气，散滞气。适用于呃逆不止，咽喉肿痛。

方六
【配　方】　鲜芦根100克，冰糖50克。

【制用法】　加水共煮。代茶饮。

【功　效】　清热生津，祛烦止呕。适用于胃热引起的口臭、烦渴、呃逆、呕吐等。

消化不良

方一
【配　方】　干无花果2个（鲜品加倍），白糖适量。

【制用法】　将无花果切碎捣烂，炒至半焦，加白糖冲沏。代茶饮。

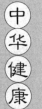

【功　效】　开胃助消化。适用于胃肠虚弱所致的消化不良。

方二
【配　方】　大麦芽、六神曲各 20 克。
【制用法】　水煎。早晚各 1 次空腹服。
【功　效】　益气调中，化食下气。适用于胃肠虚弱而致的消化不良、饱闷腹胀。

方三
【配　方】　蒲公英叶和根以 2：1 的比例混合。
【制用法】　水煎服。
【功　效】　强化胃肠。适用于因饮食不慎而导致的消化不良。

方四
【配　方】　牛肚 1 个，黄芪 50 克，盐少许。
【制用法】　加水共煮熟。食肉喝汤。
【功　效】　健胃益气。适用于脾胃气虚所致的消化不良、气短乏力、食后腹胀等。

方五
【配　方】　生山楂、炒麦芽各 9 克。
【制用法】　水煎。饮汤，每日早晚各 1 次。
【功　效】　消滞开胃。适用于食积腹胀，消化不良。

方六
【配　方】　鸡内金若干。
【制用法】　将鸡内金晒干，捣碎，研末过筛。饭前 1 小时服 3 克，每日 2 次。
【功　效】　消积化滞。适用于消化不良，积聚痞胀等。

方七
【配　方】　猪尾 1 个（细小的加倍），芡实 75 克，莲子 45 克，红枣 7 枚，酱油、盐各少许。
【制用法】　把猪尾上的肥肉切去，洗净，切成小段。红枣去核。然后将芡实、莲子放进砂锅，加水 3 大碗，大火煎煮。水沸入猪尾，煮 2 小时以上，尾烂放调料即成。
【功　效】　健脾，补肾，止泻，祛湿。适用于脾胃虚弱引起的消化不良、腹胀、便溏，或小便不利，肢体浮肿，甚而身体困倦，气短懒言等。

胃　痛

方一

【配　方】　陈皮 20 克，葱白 10 茎，香附子 15 克，生姜 6 克，鸡肉 60 克。

【制用法】　将鸡肉切成 1 厘米见方的丁，备用。再将陈皮洗净，香附醋炒，放入砂锅中煎取药汁 200 毫升。把生姜切成粒，葱切成丝，再把鸡肉、药汁同放入铁锅闷煮，以武火烧沸，酌加料酒、味精、酱油炒拌即成。吃时，以沸米酒 50 毫升，边饮酒，边吃鸡丁。须开怀食饮。

【功　效】　理气解郁，养胃扶正。适用于肝气郁滞之胃痛。

方二

【配　方】　猪肚 1 个，胡椒 10 粒，姜 5 片。

【制用法】　将猪肚用醋水反复洗净，纳入胡椒和姜片，隔水炖烂，每日早晚就饭吃。

【功　效】　温中下气，补脾调胃。适用于胃痛已久，身体虚弱，饮食减少，日渐消瘦。

方三

【配　方】　甘蔗 500 克，高粱米 30 克。

【制用法】　将甘蔗榨取汁，同高粱米一起煮粥，佐餐用。

【功　效】　除虚热，止烦渴。适用于胃热疼痛。

方四

【配　方】　高良姜 30 克，粳米 50 克。

【制用法】　先用高良姜加适量的水，在砂罐内煎取药汁；再用药汁和粳米煮粥，空腹食之。1 日 1 次，连服 3~7 天。

【功　效】　温胃止痛。适用于寒性胃痛。

方五

【配　方】　小茴香 10 克，胡椒 12 克。

偏方秘方验方集萃

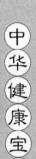

【制用法】 两者共研为细面，酒糊为丸，每服 3~6 克，温酒送下。

【功　效】 散寒，理气，止痛。适用于胃寒疼痛。

方六

【配　方】 猪肚（狗肚更佳）1 个，粳米 100~150 克，丁香、肉桂、茴香各适量。

【制用法】 将前述各味一齐放入锅中，再加入一些调料，如姜、葱、盐、酒、酱，文火炖至极烂，粳米煮粥兑入，空腹服，每日 3 次。

【功　效】 健脾温中。适用于胃部疼痛。

方七

【配　方】 炒麦芽、炒谷芽、焦山楂各 10 克，白糖 30 克。

【制用法】 前 3 味水煎 15 分钟取汁，用纱布过滤后调入白糖，趁热服，每日 2~3 次。

【功　效】 消食化滞。适用于食积停滞所致腹痛。

方八

【配　方】 丁香 1.5 克，肉桂 1 克，红糖适量。

【制用法】 丁香、肉桂用温水浸透，武火煮沸，文火煮 20 分钟，取汁，调入红糖，每服 5~10 毫升，每日 3 次。

【功　效】 温胃散寒。适用于感寒腹痛。

方九

【配　方】 乌龟肉、猪肚各 200 克，盐少许。

【制用法】 将乌龟肉洗净，切块，猪肚洗净切作小块，共放锅内加水、盐，煮至肉烂，每日分 3 次吃完。

【功　效】 补中益气，健脾胃。适用于胃病的嗳酸及疼痛。

方十

【配　方】 丹参 30 克，三七 15 克，老母鸡 1 只。

【制用法】 将丹参、三七切片，填入宰杀去毛及内脏的鸡腹内，放入砂锅，加适量的水，先用武火煮沸，后用文火煨炖至鸡烂熟，捞去药渣，吃肉喝汤，每次 1 小碗，1 日 2 次，不可多饮。

【功　效】 活血止痛。适用于血瘀胃痛。

方十一

【配　方】 肉桂 9 克，白术、葱头、胡椒各 15 克，猪肚 1 个，食盐适量。

【制用法】　将猪肚洗净，再把药料拌适量盐，填入猪肚中，放入砂锅，加适量的水，先用武火煮沸，再用文火炖至猪肚烂熟，空腹吃猪肚，饮汤，每次1小碗，1日2~3次。

【功　效】　温中健脾。适用于虚寒所致的胃痛。

胃脘痛

方一

【配　方】　乳香、没药、木香、朱砂各10克。

【制用法】　上药研为细末，每次服6克，姜汁调服。

【功　效】　活血行气，消肿止痛。适用于胃脘痛。

方二

【配　方】　鸡内金10克，白糖少许。

【制用法】　将鸡内金焙干研成细末，放入白糖即可。每天3次，每次1~2克。

【功　效】　消食健脾。适用于胃脘部胀满疼痛。

方三

【配　方】　海蛤壳（煅）、香附各150克。

【制用法】　共研成细末。每服15克，每日3次。

【功　效】　解郁止痛。适用于胃脘痛，吐酸水。

方四

【配　方】　荔枝核100克，陈皮10克。

【制用法】　晒干，捣碎，研末。每次饭前开水冲服10克。

【功　效】　散湿寒，解郁结，和肝胃，止疼痛。适用于胃脘胀痛，嗳气吞酸。

胃下垂

方一

【配　方】 仔母鸡1只，干姜、砂仁、公丁各3克。

【制用法】 将仔母鸡（童鸡）宰杀后，去毛洗净，保留心、肝、肺，然后切成小块，放入砂锅中，用文火炖至烂熟，再把干姜、公丁、砂仁研成细末，吃时加入鸡肉汤中。每3天吃1只鸡，1日分2次食用。一般吃1~5只鸡即能生效。

【功　效】 补中益气，升阳举陷。适用于胃下垂。

方二

【配　方】 柴胡、炙升麻、炙甘草各3克，枳壳20克，白芍、玄胡、炒川楝、白术、炒神曲、山楂、党参、黄芪、鸡内金各10克。

【制用法】 每剂煎2次，首次加水约500毫升，煎至200毫升；同法再煎1次，将2次药液混合，分3次饭后服用。

【功　效】 疏肝益气。适用于胃下垂。

方三

【配　方】 沙参、麦冬各15克，生地黄12克，玉竹、白芍、枳壳、党参、桃仁、当归各10克，红花、炙甘草各6克。

【制用法】 水煎服，每日1剂，分2次服。

【功　效】 益胃，养阴，活血。适用于胃下垂。

方四

【配　方】 半夏、升麻各10克，干姜2克，党参30克，炙甘草、川三七各3克，黄连6克。

【制用法】 每日1剂，水煎，分3次饭前服，4周为1疗程。

【功　效】 升阳补气，调和寒热。适用于胃下垂。

方五

【配　方】 柴胡9克，白术、白芍、茯苓各12克，炒葛根、枳实、党参各15克，山药、黄芪各30克，生麦芽20克，桂枝、炙甘草

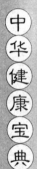

各 6 克。

【制用法】 水煎服。

【功　效】 补气健脾，升阳举陷，温补肾阳。适用于胃下垂。

方六

【配　方】 人参、砂仁、九香虫各 30 克，苍术 60 克，陈皮 20 克。

【制用法】 共研细末，装入胶囊，每次 2 克，每日服 3 次。

【功　效】 补中益气，健脾燥湿。适用于胃下垂。

方七

【配　方】 新鲜荷叶蒂 4 个，莲子 60 克，白糖适量。

【制用法】 将荷叶蒂洗净，对半切两刀，备用。莲子洗净，用开水浸泡 1 小时后，剥衣去心。把上 2 者倒入小钢精锅内，加冷水 2 大碗，小火慢炖 2 小时，加白糖 1 匙，再炖片刻，离火，当点心吃。

【功　效】 补心益脾，健胃消食。适用于脾虚气陷、胃弱食滞所致的胃下垂。

方八

【配　方】 核桃肉 100~150 克，蚕蛹（略炒）50 克。

【制用法】 隔水炖服，佐餐食。

【功　效】 补脾益肾。适用于中气不足所致的胃下垂。

方九

【配　方】 炙黄芪 120 克，防风 3 克，炒白术 9 克，煨葛根 12 克，炒枳实、山茱萸各 15 克。

【制用法】 水煎服，每日 1 剂，分 2 次服。

【功　效】 益气，升阳举陷。适用于中气下陷、脾胃虚火型胃下垂。

胃及十二指肠溃疡

方一

【配　方】 田七（三七）末 3 克，藕汁 30 毫升，鸡蛋 1 个，白糖少许。

【制用法】 将鸡蛋打破，倒入碗中搅拌。将田七末、白糖下藕汁中，再与鸡蛋搅匀，隔水炖熟服食。

【功　效】　止血，止痛，散寒。适用于胃及十二指肠溃疡出血，肺结核咯血。

方二

【配　方】　制附片、炒白术、高良姜、香附末、炒枳壳、干姜炭各10克，醋煅大黄炭6克。

【制用法】　水煎，头、二煎混合均匀，早、午、晚饭后分服。

【功　效】　温中散寒，行气止痛。适用于胃及十二指肠溃疡。

方三

【配　方】　洋白菜（甘蓝、圆白菜、包心菜）适量。

【制用法】　将洋白菜洗净，捣烂取汁。每次饮半茶杯。

【功　效】　清热散结。适用于胃及十二指肠溃疡疼痛。

方四

【配　方】　三七粉、白芨粉、生大黄粉各6克，仙鹤草、煅瓦楞子各20克，枳实9克，陈皮、茯苓各15克，清半夏10克。

【制用法】　每日1剂，水煎服。30剂为1疗程。

【功　效】　消肿定痛，收敛止血。适用于胃及十二指肠溃疡。

方五

【配　方】　香椿头250克，大枣适量。

【制用法】　将香椿头剪成碎末，捣烂。大枣捣如泥状与香椿头共调，捏成重3克的药丸。每次2丸，每日2次，温开水送服。

【功　效】　止血，燥湿，健脾，和胃。适用于胃及十二指肠溃疡。

方六

【配　方】　木瓜500克，生姜30克，醋500毫升。

【制用法】　将以上3味药一同放入砂锅内，用小火炖熟。1剂分3次服用，每日1次，连续服用3~4剂。

【功　效】　健脾化瘀，平肝和胃，祛湿舒筋，散寒解毒。适用于胃及十二指肠溃疡。

方七

【配　方】　牛奶250毫升，蜂蜜50克，白芨粉10克。

【制用法】　将牛奶煮沸，调入蜂蜜及白芨粉，每日1次，经常服用收效。

【功　效】　温中补虚。适用于胃及十二指肠溃疡。

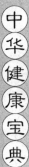
中华健康宝典

慢性胃炎

方一

【配　方】　粳米 100 克，生姜 9 克。

【制用法】　将粳米用水浸泡后，用麻纸 5~6 层包好，烧成炭，研成细末；用生姜煎水，冲服粳米炭粉末 6~9 克，早晚各 1 次。服药后 1 周内以流食为主，忌吃生冷油腻等食物。

【功　效】　补中和胃。适用于慢性胃炎。

方二

【配　方】　党参 10 克，白术、陈皮各 9 克，茯苓 12 克，炙甘草 6 克，广木香 5 克，砂仁 4 克。

【制用法】　水煎服，每日 1 剂，分 2 次服。

【功　效】　健脾和胃。适用于慢性胃炎。

方三

【配　方】　牛奶 200 毫升，鹌鹑蛋 1 个。

【制用法】　牛奶煮沸，打入鹌鹑蛋再沸即成，每日早晨空腹服 1 次，连续饮用。

【功　效】　补胃，益胃。适用于慢性胃炎。

方四

【配　方】　麦芽、谷芽各 30 克，鸡内金、山药各 15 克，党参 10 克，甘草 8 克。

【制用法】　上药加清水超过药面 1 寸（指一般药罐）浸泡 1 小时，然后置火上煎熬至沸后，继沸 5 分钟即可，不宜久煎。每日 1 剂，1 日 2 次，饭前 1 小时服。

【功　效】　健脾和胃，复元益气。适用于慢性胃炎。

方五

【配　方】　莲子、糯米各 50 克，红糖 1 匙。

【制用法】　将莲子用开水泡胀，剥皮去心，入锅内加水煮 30 分钟后加粳米煮沸，慢火炖至米烂莲子酥，调入红糖，早餐服食。

【功　效】　温胃祛寒。适用于虚寒所致的慢性胃炎。

方六

【配　方】　柴胡、白芍各 10 克，绿梅花 9 克，佛手 15 克，香附、枳壳、陈皮、甘草各 6 克。

【制用法】　水煎服，每日 1 剂，分 2 次服。

【功　效】　疏肝和胃。适用于肝胃不和所致的慢性胃炎。

方七

【配　方】　芸豆 500 克，红枣 250 克，红砂糖 150 克，糖桂花适量。

【制用法】　将芸豆以水泡发后，放在锅内加水适量，煮至烂，冷却后包在洁净的布里揉搓成泥，备用；把红枣以水洗后除核，煮烂，趁热加红砂糖、糖桂花，拌压成泥冷却后备用；再把芸豆泥摊在案板上，用菜刀抹成等厚的长片，上面再摊拌一层枣泥，纵向卷起，垂直方向切成"回"形卷块，即可食用。

【功　效】　补脾益胃。适用于脾胃虚弱所致的慢性胃炎。

中华健康宝典

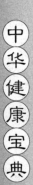

方八

【配　方】　沙参、石斛、百合各 10 克，麦冬 15 克，玉竹、山药、扁豆、川楝子各 12 克，白芍 9 克。

【制用法】　水煎服，每日 1 剂，分 2 次服。

【功　效】　益胃养阴。适用于胃阴不足所致的慢性胃炎。

方九

【配　方】　陈皮、元胡索各 10 克，川楝子、栀子各 6 克，黄连 5 克，蒲公英、白芍、青皮、丹皮各 9 克。

【制用法】　水煎服，每日 1 剂，分 3 次服。

【功　效】　清胃疏肝。适用于肝胃郁热所致的慢性胃炎。

方十

【配　方】　丹参 10 克，赤芍、生蒲黄、川楝子各 9 克，五灵脂、檀香、砂仁、香附各 6 克。

【制用法】　水煎服，每日 1 剂，分 2 次服。

【功　效】　活血行气。适用于气滞血瘀所致的慢性胃炎。

方十一

【配　方】　竹茹、白芍各 12 克，芦根 30 克，蒲公英、麦冬各 15 克，枳壳、石斛各 10 克，薄荷、甘草各 6 克。

【制用法】　水煎 300 毫升，早晚分 2 次饭前温服，每周服 5 剂。

【功　效】　理气止痛，轻清凉润。适用于慢性浅表性胃炎。

急性胃肠炎

方一

【配　方】　新鲜马齿苋 120 克（干者 30 克），绿豆 30~60 克。

【制用法】　煎汤服食，每日 1 次，连服 3~4 次。

【功　效】　清热，解毒。适用于急性胃肠炎。

方二

【配　方】　鲜火炭母 60 克（小儿减半），猪血 150~200 克。

【制用法】　清水适量煲汤，用食盐少许调味，饮汤食猪血，但肠炎腹泻者只饮汤，不吃猪血。

【功　效】　清热解毒，消胀满，利大肠。适用于急性胃肠炎。

方三

【配　方】　鲜鸡矢藤叶 60 克，大米 30 克。

【制用法】　先用清水泡软大米，然后与鸡矢藤叶一起放入砂锅内捣烂，加水和红糖适量煮成糊服食。

【功　效】　解暑除湿，祛风解毒，健脾导滞。适用于急性胃肠炎。

方四

【配　方】　连根韭菜适量。

【制用法】　洗净捣烂取汁约 100 毫升，温开水冲服，每日 2~3 次，连服 3~5 天。

【功　效】　温阳祛寒。适用于虚寒所致的急性胃肠炎。此病症的特点是呕吐腹泻，腹痛喜暖，口不渴，尿清长，四肢欠温，脉沉细。

方五

【配　方】 艾叶9克，生姜2片，红茶叶6克。

【制用法】 将前药一并煎水服用，1日2~3次。或将茶叶、艾叶等量研成细末，用生姜煮水送服，每次6克，1日3次。

【功　效】 散寒利湿。适用于寒湿型急性胃肠炎。本症的特点是暴起上吐下泻，便稀如水，腹痛肠鸣，脘腹胀满，身重肢冷，苔白或腻，脉濡缓。

方六

【配　方】 马齿苋、野荠菜各50克，白萝卜干20克，生姜3片。

【制用法】 水煎服，每日1~2次。

【功　效】 清热利湿。适用于温热型急性胃肠炎。此病症的特点是呕、泻频繁，吐物酸腐，大便臭秽，腹痛剧烈，或发热舌红，苔黄腻，脉弦数。

肠　炎

方一

【配　方】 丁香、木香、肉桂、吴茱萸、薄荷各等份。

【制用法】 上药共研细末，密封备用。用时取上药末10克，以生姜汁及酒调成糊状，炒热后，分敷于穴位上（取天枢、足三里、脾俞、中脘、命门、关元。每次选两个穴位。急性腹泻以天枢、足三里为主穴；慢性腹泻取脾俞、中脘；肾虚腹泻取命门、关元。腹泻伴恶心、呕吐者配内关穴；水泻较重者配阴陵泉穴），外以纱布盖上，胶布固定。每天换药1次。

【功　效】 散寒，理气，止泻。适用于肠炎。

方二

【配　方】 茯苓15克，乌梅、炒白芍各12~15克，败酱草、太子参、葛根各12克，黄连4.5~6克，木香（后下）9克，当归、炒枳实、炒白术各10克，炙甘草6克。

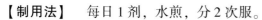
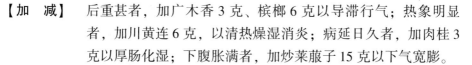

【制用法】	每日1剂，水煎，分2次服。
【加　减】	后重甚者，加广木香3克、槟榔6克以导滞行气；热象明显者，加川黄连6克，以清热燥湿消炎；病延日久者，加肉桂3克以厚肠化湿；下腹胀满者，加炒莱菔子15克以下气宽膨。
【功　效】	清热化湿，调气行血，健脾抑肝。适用于慢性非特异性结肠炎。症见长期腹泻，大便黏滞或带脓血，腹痛坠胀，或里急后重，脘腹痞闷，纳少乏力，面色黄白，舌质暗滞，苔腻，脉弦缓滑。

方三

【配　方】	炒白芍25克，炒白术15克，陈皮6克，防风10克。
【制用法】	每日1剂，水煎，分2次服。
【功　效】	养血柔肝，行气止痛。适用于慢性肠炎。

方四

【配　方】	麦芽24克，山楂炭、大腹皮各9克，白芍、连翘、忍冬、绵茵陈各12克，枳壳6克。
【制用法】	以上各药，熬成汤汁饮用。
【功　效】	助消化。适用于急性肠炎。

方五

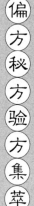

【配　方】	金银花（炒）、赤茯苓、车前子（包）各9克，葛根粉、淡黄芩各6克，苦参片、川黄柏、青皮、陈皮各3克，川黄连、炮姜炭、广木香（后入）各2.4克。
【制用法】	每日1剂，水煎，分2次服。
【功　效】	理气止痛，健脾止泻。适用于急性肠炎。

方六

【配　方】	紫皮大蒜2头，大米100克，白糖适量。
【制用法】	把大蒜与大米一同煮成粥，以白糖调服。
【功　效】	杀菌消炎，止咳，止痢，降血压。适用于肺结核，百日咳，痢疾，肠炎，也可作为高血压患者的食疗。

方七

【配　方】	老枣树皮适量。
【制用法】	将枣树皮洗净，晒干，捣碎研末。每次白水送服1克，每日3

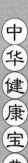

次。儿童酌减。可连续服用 3~6 天。

【功　效】　收敛止泻，消炎抗菌。适用于急性菌痢、肠炎。

腹　泻

方一

【配　方】　无花果鲜叶 100 克，红糖适量。

【制用法】　将无花果鲜叶切碎，加入红糖同炒研末。以开水送服，1 次喝下。

【功　效】　清湿热，解疮毒。适用于湿热导致的泄泻。

方二

【配　方】　榛子仁、红枣各适量。

【制用法】　将榛子仁炒焦黄，研细。每次 1 汤匙，每日早晚各 1 次，空腹以红枣汤送服。

【功　效】　补脾胃，益气力。适用于脾虚泄泻，身倦无力。

方三

【配　方】　鲜牛肉 100 克，姜汁适量，酱油、花生油各少许。

【制用法】　将肉剁成肉泥，放碗内加姜汁搅匀后下酱油及花生油，再搅拌。待锅内米饭将熟时，把姜汁牛肉倒入米饭上摊开再蒸 15 分钟即成。

【功　效】　补中益气，祛寒健胃。适用于病后脾胃虚弱致大便溏泄、久泻脱肛、体虚浮肿。

方四

【配　方】　猪腰子 2 个，骨碎补 20 克，食盐等调味品各适量。

【制用法】　先将猪腰子剖开，剔除白筋膜，切片洗净，加水 1000 毫升与骨碎补共煮至熟。将骨碎补捞出，下调味品。饮汤食猪腰子。隔日服用 1 次，约 10 次见效。

【功　效】　疗虚补肾，强身止泄。适用于老年人肾虚不固、功能紊乱而引起的身体虚弱、腰酸背痛、时常腹泻且经久不愈。

痢 疾

方一

【配　方】　白芍、地榆、金银花各 15 克，黄芩 12 克，当归、木香、槟榔各 9 克，甘草 6 克。

【制用法】　水煎服，每日 1 剂，分 2 次服。

【功　效】　清热利湿，调气和血。适用于暑热湿毒蕴结于肠中所致的湿热痢。

方二

【配　方】　羊骨 1000 克，粳米或糯米 70 克，葱、姜、盐各适量。

【制用法】　新鲜羊骨洗净锤碎，加水煎汤取汁；以汁煮粳米成粥，加葱、姜、盐再煮 2~3 沸。早晚餐服用。

【功　效】　补肾气，强脾胃。适用于虚寒痢。

方三

【配　方】　白头翁 50 克，金银花 25 克，木槿花 30 克，白糖 25~30 克。

【制用法】　将前 3 味煎取浓汁 200 毫升，入白糖溶后温服，每日 3 次。

【功　效】　清热解毒，凉血止痢。适用于疫毒痢。症见发病急，在腹痛、腹泻前便见高热、头痛、烦躁、口渴，甚至神志不清，反复惊厥；大便可为稀便，也可为血水或脓血，舌红绛，苔黄燥。

方四

【配　方】　西红柿茎、枝、叶各适量。

【制用法】　共 500 克茎、枝、叶加水 1 倍，煮 3~4 小时，纱布过滤，压出汁液。成人每日服 10 次，日夜连服，每次 80 毫升。

【功　效】　消炎杀菌。适用于细菌性痢疾。

方五

【配　方】　红糖 60 克，红枣 5 枚。

【制用法】　煎汤服。

【功　效】　健脾温中，大建中气，活血。适用于久痢不止的虚寒痢。

方六

【配　方】	马齿苋 30~60 克（鲜的加倍）。
【制用法】	煎服，每日 3 次。
【加　减】	发热较重者，加黄连 10 克同煎。
【功　效】	清热解毒，凉血止血。适用于热痢便脓血。
【备　注】	症状消除、大便正常后须再服 3 剂，以求彻底治愈。

方七

【配　方】	鲜嫩藕节、陈黄酒各适量。
【制用法】	将藕节洗净，捣烂如泥。用热酒送服，数次即愈。
【功　效】	涩肠止血。适用于痢疾便脓血。

方八

【配　方】	生山药 25 克，白芍 18 克，金银花 15 克，牛蒡子（炒，捣）、甘草各 6 克，黄连、肉桂各 1.5 克。
【制用法】	①热痢下重数天者可煎服此汤，另加鸦胆子（去壳，仁破者不用）40~80 克，用温开水分 2 次吞服。通常服 1~2 剂，大便即由赤转白，腹痛、里急后重也可大大减轻或消失。②如属热痢下重已久，或迁延失治，造成肠黏膜严重损害，所下之痢色紫腥臭，杂以脂膜，则宜加三七粉 9 克，温开水分 2 次吞服。多能止住脓血。
【功　效】	清热解毒，行气止痢。适用于热痢。

方九

【配　方】	荞麦苗 500 克，盐、醋、蒜各适量。
【制用法】	将荞麦苗煮熟，加盐、醋，再将大蒜泥放入。当菜拌食。
【功　效】	消积滞，止泄泻。适用于赤白痢疾。

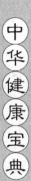

便　秘

方一

【配　方】	枇杷叶 20 克，天门冬、麦冬各 10 克。
【制用法】	水煎服。

【功　效】　滋阴润燥，降火，生津止渴。适用于便秘。

方二

【配　方】　核桃仁 250 克，蜂蜜 50 克，植物油 750 毫升。

【制用法】　将核桃仁放入沸水中浸泡后取出，剥去外衣，洗净沥干。取锅上火，加入植物油烧热，下核桃仁炸酥，然后倒入漏勺内，沥去油，装入盘中。原锅洗净上火，加入蜂蜜熬浓，起锅浇在核桃仁上。当点心食用，酥甜适口。

【功　效】　温补肺肾，润肠通便。适用于便秘。

方三

【配　方】　①甘遂、吴茱萸各 3 克。②巴豆、肉桂各 1 克。

【制用法】　上 2 方均研为细末，备用（均为 1 次量）。均用生姜汁调敷。方①敷支沟、天枢穴上，方②炒热敷足三里、神阙穴上。上方均可用艾卷隔药悬灸。

【功　效】　泻通，温通。适用于便秘。

方四

【配　方】　生白术 60 克，生地黄 30 克，升麻 3 克。

【制用法】　水煎服，每日 1 剂。

【功　效】　补气益阴，润肠通便。适用于便秘。

方五

【配　方】　鲜胡萝卜 1 根，盐少许。

【制用法】　将胡萝卜洗净，用刀刮去表皮，使萝卜光洁，削成纺锤形状，长约 7 厘米，浸在 50% 浓度的盐水内 7 天。用时慢慢塞入肛门内，约 7 分钟即可自行排便。

【功　效】　润肠通便。适用于便秘。

方六

【配　方】　蜂蜜、木瓜粉各 6 克。

【制用法】　先用开水冲蜂蜜，再入木瓜粉。冲服，早晚各 1 次，连续服用有卓效。

【功　效】　润燥滑肠，清热解毒。适用于大便秘结、下血。

方七

【配　方】　黑芝麻、胡桃仁、松子仁各 25 克，蜂蜜适量。

【制用法】　共捣烂加蜂蜜调服，每日 1 次，早晨空腹服。

【功　效】　滋阴润燥。适用于阴虚所致的肠燥便秘、习惯性便秘。

方八

【配　方】　松仁 15 克，粳米 30 克。

【制用法】　按常法先煮粳米做粥，后将松仁和水搅作糊状，入粥内，煮二三沸。空腹食用。

【功　效】　补中益气。适用于老年气血不足或热证伤津引起的大便秘结。

方九

【配　方】　牛奶 250 毫升，蜂蜜、葱白各 100 克。

【制用法】　将葱白洗净，捣烂取汁。牛奶与蜂蜜共煮，开锅下葱汁再煮即成。每早空腹服用。

【功　效】　补虚，除热，通便。适用于阴虚肠燥之便秘及老年人习惯性便秘。

方十

【配　方】　猪心 1 个，柏子仁 15 克。

【制用法】　将柏子仁纳入猪心内，清水炖熟。3 天吃饮 1 次。

【功　效】　养心安神，补血润肠。适用于阴虚血少、老少体弱和产后血虚引起的肠燥便秘。

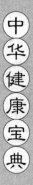
高血压

方一

【配　方】　夏枯草 30 克，黑豆 50 克，白糖 1 匙。

【制用法】　夏枯草除去杂质，快速洗净，滤干；黑豆除去杂质，洗净，用水浸泡半小时；将夏枯草、黑豆倒入小钢精锅内，加水 3 大碗，用小火烧煮 1 小时后，捞出夏枯草，加白糖，继续煮半小时，至黑豆酥烂，豆汁剩下 1 小碗时离火，当点心吃，汤豆同食。每日 1~2 次，每次 1 小碗，天冷时可加倍配制，2 天内食完，1 个月为 1 疗程。

【功　效】　滋阴补肾，平肝清火。适用于高血压。

方二

【配　方】　生芹菜 1000 克，蜂蜜适量。

【制用法】　将生芹菜去根洗净，捣烂，榨取汁液，在汁液中加入等量蜂蜜，调匀即成，每次服 40 毫升，每日服 3 次。

【功　效】　降压清热。适用于高血压。

方三

【配　方】　昆布、苡仁各 30 克，鸡蛋 3 个，盐、猪油、味精及胡椒粉各适量。

【制用法】　昆布洗净，切条状，苡仁洗净，共放入高压锅内加水炖至极烂，连汤备用；将锅置旺火上，放猪油适量，将打匀的鸡蛋炒熟，随即将昆布、苡仁连汤倒入，加盐、胡椒粉，临起锅时加味精，随食量食用，1 日 1 次。

【功　效】　强心活血，润肺利湿。适用于高血压。

方四

【配　方】　花生全草（整棵干品）50 克。

【制用法】　切成小段，泡洗干净，煎汤。代茶饮，每日 1 剂。血压正常后，可改为不定期服用。

【功　效】　清热凉血，降血压，降胆固醇。适用于高血压。

方五

【配　方】　夏枯草、茺蔚子各 18 克，草决明 30 克，生石膏 60 克，黄芩、桑叶、槐角、钩藤各 15 克。

【制用法】　上药共煎，去渣取汁，加蜜收成膏，1 日分 3 次服，开水送下。

【功　效】　熄风潜阳。适用于高血压。

方六

【配　方】　玄参 12 克，麦冬、牛膝、茯苓、钩藤、菊花各 9 克，蝉蜕、炙远志各 6 克，代赭石、龙骨、牡蛎各 15 克。

【制用法】　每日 1 剂，水煎服。

【加　减】　肾阴亏甚者，可加熟地、女贞子、龟胶；血压持续不降者，可酌加桑寄生、夏枯草、杜仲。

【功　效】　滋水涵木，潜阳熄风。适用于肾阴亏损，肝阳上扰型高血压。

偏方秘方验方集萃

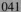

方七

【配　方】　藕节3个，荞麦叶50克。

【制用法】　水煎服。

【功　效】　除热清积，化瘀止血。适用于高血压引起的眼底出血。

方八

【配　方】　海参、冰糖各50克。

【制用法】　海参洗净，加水同冰糖煮烂，每日早晨空腹服，吃参饮汤。

【功　效】　补益肝肾，养血润燥。适用于高血压，动脉硬化。

低血压

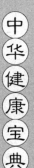
方一

【配　方】　天麻10克，猪脑1个。

【制用法】　放瓦盆内，加清水适量，隔水炖熟服食，每日或隔日1次。

【功　效】　祛风开窍，通血脉，镇静，滋补。适用于低血压。

方二

【配　方】　人参末3克（或党参末15克），冰糖适量，粳米100克。

【制用法】　将人参、冰糖、粳米同入砂锅，加水煮粥，食粥，早晚分食。

【功　效】　大补元气，疗虚损，健脾胃。适用于低血压。

方三

【配　方】　当归、生姜各75克，羊瘦肉1000克，大料与桂皮各少许。

【制用法】　将上述各物加水适量，文火焖至肉烂熟，去药渣，食肉喝汤，每次适量，每日2次。

【功　效】　温中补血，养肝补虚。适用于低血压。

方四

【配　方】　附片15克，姜20克，葱2棵。

【制用法】　将配方中的药材放入砂锅中加水用小火煎熬即可，分2~3次服，每天1剂。

【功　效】　回阳救逆，解表散寒，温中止呕。适用于低血压。

方五

【配　方】　西洋参（切片）、五味子各6克，茯苓片12克，麦冬15克，生姜3片，精瘦肉100~150克。

【制用法】　先将药物放入砂锅内，加冷水浸泡20分钟后，武火煮沸入瘦肉，然后用文火炖煮25~30分钟即可，加精盐和味精适量。每日1剂，分2次喝汤食肉，连进5~7剂。

【功　效】　补气养阴，健脾升压。适用于低血压。

方六

【配　方】　炙黄芪、炒枳壳、山萸肉各15克，潞党参、炒白术、当归、鹿角胶（烊冲）、枸杞子、柴胡、醋香附、桔梗、炙甘草各10克，熟地、麦芽各30克，升麻、陈皮、砂仁（后下）各6克，细辛3克，红枣5枚，生姜5片。

【制用法】　每日1剂，水煎3次，分3次服。30剂为1个疗程。

【功　效】　补元益精，疏肝升清。适用于体质性低血压。

方七

【配　方】　人参、麦冬、五味子各9克，鱼500克，糯米10克。

【制用法】　先将上述3味药水煎，取煎液；再把鱼刮鳞去肚杂，与糯米用上述煎液煮粥。食粥，每周2次，连服9周。

【功　效】　补气养阴。适用于低血压证属气阴两虚者。

方八

【配　方】　淫羊藿30克，白酒500克。

【制用法】　将淫羊藿放入酒内浸泡7日，每日早、晚空腹服用，每次15克，连服至血压升至正常或自觉症状消失，再服1个月以上巩固疗效。

【功　效】　温肾壮阳。适用于心肾阳虚所引发的低血压。

方九

【配　方】　肉桂、仙灵脾、枸杞子各9克，补骨脂、黄精各12克，制附片、熟地、山萸肉各10克。

【制用法】　水煎服，每日1剂，分2次服。

【加　减】　肢冷加巴戟天、鹿角片、紫河车；舌红、口干，加生地、麦冬；气短神疲、头晕欲倒，加人参；脉律缓慢、怕冷，加干姜、细辛，酌用麻黄；舌质偏暗或紫气，加川芎、当归、红花。

【功　效】　温肾填精。适用于肾精亏损所致低血压。临床出现的主要症状如：头晕耳鸣，健忘，腰酸腿软，神疲嗜睡，怯寒，手足不温，夜多小便，舌质淡胖，苔薄白，脉沉细。

高脂血症

方一

【配　方】　丹参 30 克，泽泻、枸杞子各 25 克，山楂、柴胡、甘草各 15克，红花 10 克。

【制用法】　水煎服，每日 1 剂，分 2 次服。

【功　效】　化瘀降脂，养血疏肝。适用于高脂血症。

方二

【配　方】　党参、茯苓、茵陈各 12 克，白术、苍术、僵蚕、虎杖各 10克，生山楂 24 克，大黄 6 克。

【制用法】　水煎服，每日 1 剂，分 3 次服。

【功　效】　健脾利湿，消食导滞。适用于高脂血症。

方三

【配　方】　黑芝麻、桑葚各 60 克，白糖 10 克，大米 30 克。

【制用法】　将黑芝麻、桑葚、大米分别洗净后，同放入罐中捣烂；砂锅内放清水 3 碗煮沸后加入白糖，待糖溶化、水再沸后，徐徐放入捣烂的 3 味药物，煮成糊状服食。香甜可口，除病益身。

【功　效】　滋阴清热。适用于高脂血症。

方四

【配　方】　炒苍术、炒枳壳、何首乌、红花、丹参、车前子、刺蒺藜、杭菊花、茺蔚子、川郁金、远志各 60 克，决明子、炒山楂各 180 克，泽泻 120 克，肉苁蓉 6 克，白茯苓 90 克，陈皮、石菖蒲、制胆星各 40 克。

【制用法】　诸药粉碎为细末，过筛，水泛为丸如绿豆大，每次服 5 克，1

日 3 次，3 个月为 1 疗程，复查。可连服 2~3 个疗程。

【功　效】行气活血，化湿消痰。适用于高脂血症。

方五

【配　方】人参、麦冬各 10 克。

【制用法】每日 1 剂，水煎，分 3 次服。

【功　效】益气，养阴，行血。适用于原发性高脂血症。

方六

【配　方】米醋、花生仁各适量。

【制用法】以好醋浸泡优质花生仁，醋的用量以能浸透花生仁为度。浸泡 1 周后即可食用。每日早晚各吃 1 次，每次 10~15 粒。

【功　效】通脉，降脂。适用于高脂血症，冠心病。

方七

【配　方】海带、绿豆、红糖各 150 克。

【制用法】将海带浸泡，洗净，切块，绿豆洗净，共煮至豆烂，用红糖调服。每日 2 次，可连续食用。

【功　效】清热，养血。适用于高血脂症，高血压。

方八

【配　方】白木耳、黑木耳各 10 克，冰糖 5 克。

【制用法】黑、白木耳温水泡发，放入小碗，加水、冰糖适量，置蒸锅中蒸 1 小时。饮汤吃木耳。

【功　效】滋阴益气，凉血止血。适用于血管硬化，高血压，冠心病。

风湿性心脏病

方一

【配　方】食油、味精、盐、海带、苡仁、鸡蛋、胡椒粉各适量。

【制用法】将海带洗净，切条，苡仁洗净，共放入高压锅内，加水将海带、苡仁炖至极烂；铁锅置旺火上，放入食油，将打匀的鸡蛋炒熟，再将海带、苡仁连汤倒入，加盐、胡椒粉适量，炖煮片刻，起锅时加味精，即可服食。

【功　效】　强心，利尿，活血，软坚。适用于高血压，冠心病，风湿性心脏病。

方二

【配　方】　炙附子、桂枝各 7.5 克，白芍、生姜各 15 克，白术、茯苓、生黄芪、五加皮各 25 克，细辛 5 克，五味子、甘草各 10 克。

【制用法】　将药加水浸泡半小时，水煎煮；首煎沸后慢火煎 30 分钟，二煎沸后慢火煎 20 分钟，两煎混合。分 2 次服，每次 100 毫升，早、晚餐后 1 小时左右服用。

【功　效】　温阳益气，化湿利水。适用于风湿性心脏病。

方三

【配　方】　山药 960 克，黑芝麻、赤小豆、柏子仁各 360 克，鸡内金 30 克，炒枣仁 480 克。

【制用法】　共研细末，每天早、晚饭前服 30 克，以开水调为糊状服之。

【功　效】　养心安神，健脾化湿。适用于风湿性心脏病。

方四

【配　方】　汉防己 15 克，玉竹、白术各 9 克，黄芪 18 克，白茯苓 30～45 克。

【制用法】　上药混合置砂锅内，加水 500 毫升，煎至 100 毫升，过滤取液，余渣再加水 400 毫升，煎至 80 毫升，过滤取液，与头煎混合，共 180 毫升，分 3 次温服。

【功　效】　补气健脾，利水渗湿。适用于风湿性心脏病。

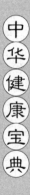
肺源性心脏病

方一

【配　方】　南沙参 50 克，黄精、苏子、赤芍、黄芩各 30 克，木蝴蝶 10 克，地龙 12 克，制南星、葶苈子、甘草各 15 克，沉香（为末）6 克。

【制用法】　水煎服。第一次加水适量，煎沸 15 分钟后取汁；再加水适量煎沸 20 分钟取汁；再加水适量煎沸 25 分钟取汁。3 煎药汁合在一容器内振摇后分 6 次服。病重者白天 3 次服，夜晚 1 次服，病轻者每日 3 服。药汁混合后趁温服 1/6，余汁置冰箱内分 5 次煎煮后温服。

【功　效】　养阴益气，清热止痰，降气活血，纳气归肾。适用于肺气肿、肺源性心脏病之不兼外感者。

【备　注】　病减勿停服，只在方中去葶苈子，将苏子、地龙、黄芩、赤芍、甘草量减半，另加白术 15 克、女贞子 10 克，增强肺脾肾功能，抗御外邪，减少复发。心悸气短较甚者，将南沙参加至 100 克，葶苈子加至 30 克；痰多咳嗽不爽者，将制南星加至 30 克；长期应用激素的病例，甘草可用至 30 克，酌减或停服激素，并逐减甘草量；痰瘀阻碍肺气，瘀滞心肺而见唇甲发绀、胁下痞块等症者，加桃仁、五加皮；阳虚水泛而见面浮胫肿者，减甘草量，加茯苓、附片；心阳欲脱者，加人参或合生脉散再加附片、龙骨；痰蒙清窍、神志恍惚、时清时乱者，加石菖蒲、远志。

方二

【配　方】　猫眼草（泽漆）茎叶 30~60 克，鸡蛋 2 个。

【制用法】　把猫眼草洗净切碎，加水 500 毫升，再加鸡蛋同煮，蛋熟去壳并刺小孔数个，再放入药锅中煮数沸，去渣。先食鸡蛋，后服药汤，每日 1 剂。

【功　效】　利水消肿，化痰散结。适用于肺源性心脏病。

方三

【配　方】　咖啡豆适量。

【制用法】　将咖啡豆炒过，每日用 10 克，浓煎，饮服。

【功　效】　强心，利尿。适用于肺源性心脏病。

方四

【配　方】　鱼腥草 60 克，金银花 6 克，蒿草 20 克，丹参 8 克。

【制用法】　将上述各药制成注射液，每支 30 毫升，加入 5%~10% 葡萄糖溶液中。静脉滴注，成人每日 1 次，10~15 天为 1 疗程。

【功　效】　清热解毒，活血化瘀。适用于肺源性心脏病。

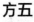

方五

【配　方】 太子参、补骨脂、玉竹、丹参、赤芍各 9 克，黄芪、淫羊藿、虎杖各 15 克，红花、附片各 6 克。

【制用法】 制成糖衣片，每片 0.3 克，每次 6 片，每日 3 次，3 个月为 1 疗程，连服 2 个疗程。

【功　效】 补脾肺肾，活血。适用于肺源性心脏病。

方六

【配　方】 梨 1 个，杏仁 9 克。

【制用法】 将梨切盖挖洞去核，将杏仁捣烂塞入洞内，以原盖封口，水煮，每日 1 次，晚上服。

【功　效】 润肠通便，止咳平喘。适用于肺源性心脏病。

方七

【配　方】 党参、琥珀、紫河车各 9 克，丹参、生乳香、百部、肉苁蓉各 15 克，当归、鼠妇虫各 24 克。

【制用法】 共研细末，分成 90 包，每日 3 次，每次 1 包，温开水送服，30 天为 1 疗程。

【功　效】 清热化痰，止咳平喘。适用于慢性肺源性心脏病缓解期。

方八

【配　方】 款冬花、杏仁、百部、甘草、麦冬、紫菀、桔梗各 10 克，地龙、丹参、赤芍各 12 克，黄芩、蒲公英、知母各 15 克，瓜蒌 20 克。

【制用法】 水煎服，每日 2 次，每 15~20 天为 1 疗程。

【功　效】 清热止咳，化痰平喘。适用于慢性肺源性心脏病急性期。

冠心病

方一

【配　方】 党参、丹参、朱茯神、郁金、麦冬各 15 克，桂枝 3 克，五味子、炙甘草各 9 克，砂仁 6 克，田三七 1.5 克。

【制用法】 每日 1 剂，水煎服。6~8 周后改为隔日 1 剂。

【功　效】　益气通阳，养心活血，化瘀通脉。适用于冠心病。

方二

【配　方】　兔肉 200 克，食油 100 克，陈皮 5 克，酱油、盐、醋、料酒、葱、姜、干椒、白糖、味精等各适量。

【制用法】　将兔肉切丁，入碗中，加盐、食油、料酒、葱、姜等，拌匀，干辣椒切丝。陈皮温水浸泡切成小块，味精、白糖、酱油加水兑汁。铁锅置火上，倒入食油烧至七成热，放干椒丝炸成焦黄色，下兔丁炒，加陈皮、姜、葱，继续炒至兔丁发酥，烹汁和醋，将汁收干，起锅入盘即成。

【功　效】　理气健胃，补益心血。适用于冠心病，动脉硬化。

方三

【配　方】　白果叶、瓜蒌、丹参各 15 克，薤白 12 克，郁金 10 克，甘草 4.5 克。

【制用法】　共煎汤，每日早晚各服 1 次。

【功　效】　宽胸，解郁。适用于冠心病心绞痛。

方四

【配　方】　丹参 30 克，川芎、红花、赤芍、降香各 15 克。

【制用法】　水煎，每日 3 次，口服，也可制成冲剂，每日 3 次。片剂（冠心片），每片 0.5 克，含生药 1.63 克，每次 6~8 片，每日 3 次。冠心Ⅱ号注射液，每支 5 毫升，含生药 10 克，溶于 250 毫升 5%~10% 的葡萄糖液中，静滴，每日 1 次，10 天为 1 疗程，可重复 1~3 疗程。

【功　效】　活血化瘀，行气止痛。适用于冠心病心绞痛气滞血瘀证。

方五

【配　方】　瓜蒌、薤白、枳壳、半夏、桂枝、丹参、赤芍、川芎、五味子各 12 克，党参、麦冬各 15 克，白术 20 克，茯苓 30 克，甘草（炙）10 克。

【制用法】　水煎服。

【功　效】　益心通阳，化痰利水，活血调营。适用于冠心病所致的胸闷、气短、心前区刺痛症。

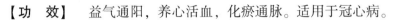

偏方秘方验方集萃

慢性支气管炎

方一

【配　方】　熟地 20 克，茯苓、虎杖各 15 克，当归、半夏、陈皮、川贝、党参各 10 克，甘草 6 克。

【制用法】　水煎服，每日 1 剂或间日 1 剂。

【功　效】　补肺益肾，健脾化痰。适用于慢性支气管炎。

方二

【配　方】　黄芪 30 克，淫羊藿、白术各 12 克，百部 10 克。

【制用法】　上药制成胶囊，每粒相当于生药 3.6 克。每次 4 粒，每日 3 次。服用 3 个月为 1 疗程。

【功　效】　补肺益肾，健脾化痰。适用于慢性支气管炎。

方三

【配　方】　苏子、白芥子、萝卜子各 6 克。

【制用法】　先将上 3 味药用小火炒 3~5 分钟，后用干净的白纱布包好，用白线扎牢，再打碎，然后倒入瓦罐中，加冷水 1 小碗，小火煎 10 分钟，剩下小半碗药汁时，滤出头汁；再加水大半碗，约煎至半碗药液时，滤出二汁，弃渣。每日 2 次，每次小半碗，饭后饮服。

【功　效】　降气化痰，畅膈宽胸。适用于慢性支气管炎。

方四

【配　方】　炙麻黄、桂枝、白芍、半夏、甘草、五味子各 10 克，干姜 2.5 克，细辛 3 克。

【制用法】　水煎服，每日 1 剂，分 2 次服。7 天为 1 疗程。

【加　减】　痰湿阻肺者，加陈皮 15 克，厚朴 5 克；痰热郁肺者，加桑白皮、黄芩各 15 克。

【功　效】　解表散寒，温肺化饮。适用于慢性支气管炎急性发作。

方五

【配　方】　苏子 10 克，橘红、厚朴各 9 克，半夏、肉桂、甘草各 6 克，当归 8 克，前胡 15 克，生姜 3 片，大枣 3 枚。

【制用法】　水煎服，1 日 1 剂，早晚分服。

【功　效】　降气止喘。适用于痰气交阻所致的慢性支气管炎。

方六

【配　方】　白萝卜 300 克，海浮石 20 克，甜杏仁 15 克，川贝母 5 克，蜂蜜 4 匙，黄酒 1 匙。

【制用法】　萝卜洗净，切丁；海浮石、甜杏仁、川贝洗净，打碎，加黄酒湿润，与萝卜丁同倒入瓷盘内，加入蜂蜜，旺火隔水蒸 2 小时，离火，冷却后，纱布过滤，绞取汤液；将汤液再蒸半小时，冷却，装瓶，密封。早、晚各 1 次，每次 1 匙，开水送服。

【功　效】　清热化痰，宽肺通气。适用于咳痰黄稠，肺火重的慢性支气管炎。

方七

【配　方】　白果 15 克，麻黄、杏仁各 10 克，苏子、黄芩、款冬花、半夏各 9 克，桑白皮 12 克，甘草 6 克。

【制用法】　水煎服，1 日 1 剂，分 2 次服。

【功　效】　宽肺清热。适用于外寒内热所致的慢性支气管炎。

方八

【配　方】　当归、茯苓各 10 克，人参 6 克，白术 12 克，熟地、陈皮、半夏、炙甘草各 9 克。

【制用法】　水煎服，1 日 1 剂，分 2 次服。

【功　效】　脾肾双补。适用于脾肾虚弱所引起的慢性支气管炎。

方九

【配　方】　麻黄 10 克，石膏 30 克，甘草 9 克，半夏、大枣各 6 克，生姜 3 片。

【制用法】　水煎服，每日 1 剂，分 2 次服。

【功　效】　清热化痰。适用于痰热壅肺引起的慢性支气管炎。

方十

【配　方】　人参 6 克，白术 10 克，茯苓 12 克，炙甘草、半夏、陈皮各 9 克。

【制用法】　水煎服，每日 1 剂，2 次服完。

【功　效】　健脾益气。适用于脾肺气虚所致的慢性支气管炎。

哮　喘

方一

【配　方】　圆叶鼠李根皮（冻绿刺根皮）240 克，斑鸠石、海金砂各 60 克，鸡蛋 9 个。

【制用法】　用前 3 味药与鸡蛋加水适量，文火共煮，蛋熟即可。分 3 个早晨食完，每次服药汁 1 小杯。

【功　效】　下气，祛痰，止喘，补虚。适用于哮喘。

方二

【配　方】　炙麻黄、杏仁、桂枝、陈皮、半夏、苏子各 9 克，炙甘草 6 克。

【制用法】　每日 1 剂，水煎，2 次分服，以喘平为期。

【功　效】　理气降逆，化痰平喘。适用于哮喘。

方三

【配　方】　柚子皮 60 克，猪心 1 个，猪肺 1 个。

【制用法】　将猪心、猪肺洗净，加水适量，与柚子皮共炖，以熟透为宜，淡食之，每食适量。

【功　效】　补肺养心，化痰。适用于哮喘。

方四

【配　方】　黄花鱼胆 1 个，虎耳草 25 克，山楂根、茶树根各 50 克，大枣 5 枚。

【制用法】　共煎服，每日 1 剂。

【功　效】　润肺健脾。适用于哮喘。

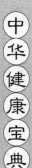
中华健康宝典

方五

【配　方】　罗汉果半个，柿饼2~3个，冰糖少许。

【制用法】　将罗汉果洗净，与柿饼一起加清水2碗半，煎至1碗半，去渣，加冰糖少许调味。1日分3次饮用。

【功　效】　清热，祛痰，止咳喘。适用于哮喘。

方六

【配　方】　椒目若干。

【制用法】　研粉，每次3克，装入胶囊，内服，每日3次。

【功　效】　除痰平喘。适用于哮喘。

方七

【配　方】　炙麻黄、葶苈子、蝉蜕各9克，钩藤15克，乌梅6克，石韦30克，甘草3~15克。

【制用法】　水煎服，每日分2次服。

【功　效】　润肺，止咳，平喘。适用于哮喘。

方八

【配　方】　梨1个，小黑豆适量。

【制用法】　梨剜空，纳小黑豆令满，留盖合住，系定，糠火煨熟，捣作饼，每日食之。

【功　效】　生津润燥，清热化痰。适用于痰喘气急。

方九

【配　方】　佛耳草、碧桃干、老鹳草各15克，旋覆花、全瓜蒌、姜半夏、防风各10克，五味子6克。

【制用法】　每日1剂，水煎服。

【功　效】　降逆纳气，化痰平喘。适用于咳嗽痰多，气逆喘促（哮喘）。

方十

【配　方】　胡桃肉600克，补骨脂300克。

【制用法】　蜜胡桃肉捣烂，补骨脂酒蒸，研末；蜜调如饴。

【功　效】　补肾固精，温肺定喘。适用于阳气衰绝，虚寒喘嗽。

方十一

【配　方】　猪胰1个，苦酒300毫升。

【制用法】　以苦酒煮猪胰，猪胰熟即止。食令尽，不过2服。

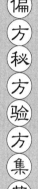

偏方秘方验方集萃

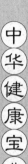

【功　效】　益肺补脾，解毒止嗽。适用于久咳喘嗽。

方十二

【配　方】　川贝母、生石膏、橘红各 30 克，杏仁 20 克，前胡 15 克，生甘草 10 克，雪梨 6 个，冬瓜条 100 克，冰糖 150 克，白矾适量。

【制用法】　将石膏、杏仁、前胡、甘草共煎取汁约 1 小碗，待用；将冬瓜条切成黄豆大颗粒，贝母打碎，橘红研成粉，雪梨削皮捣烂调入白矾水，入冬瓜粒、冰糖、贝母、橘红粉，再倒入药汁，共盛碗内和匀；置于蒸锅中隔水蒸约 50 分钟，合成黏稠膏状即成，分次酌量食用。

【功　效】　清热，止咳，平喘。适用于热性哮喘。

方十三

【配　方】　干姜 30 克，淡豆豉 15 克，饴糖 250 克，植物油少许。

【制用法】　干姜、淡豆豉同放锅内，加水适量，文火煎煮，每 30 分钟取汁 1 次，取 2 次后合并，文火煎煮至浓，加饴糖调匀，继续煎熬至挑起糖浆成丝时停火，倒入涂有植物油的搪瓷盘内，摊平，稍凉后划成小块。每服 3 块，每日 3 次。

【功　效】　温肺化痰。适用于肺寒咳喘。

方十四

【配　方】　薄荷 15 克，橘皮、紫苏各 10 克。

【制用法】　一起煎汤服，1 日 2 次。

【功　效】　止咳平喘。适用于外感风寒引起的咳嗽气喘。

方十五

【配　方】　水发白果 150 克，白糖 100 克，生粉 25 克。

【制用法】　白果砸去外壳，放锅内加清水、碱适量，烧沸后，用竹帚刷去皮，挖去白果心，再放入碗内，加清水，上笼蒸熟，取出；锅内放白糖、白果，清水 250 克，武火烧沸，去浮沫，用生粉勾芡，倒入盘中，单食或佐餐。

【功　效】　敛肺定喘。适用于肺气虚之喘症。

方十六

【配　方】　杏仁、旋覆花、款冬花各 10 克，粳米 50 克。

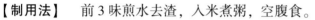

【制用法】	前 3 味煎水去渣，入米煮粥，空腹食。
【功　效】	止咳平喘。适用于咳喘偏寒者。

方十七

【配　方】	糯米 100 克，冰糖少许。
【制用法】	洗净糯米焖饭，或上笼蒸熟，另将冰糖整熬，浇在饭上，每日午餐温热服食，不可过量。
【功　效】	润肺止咳，健脾益气。适用于肺气虚弱所致急喘。

肺气肿

方一

【配　方】	黑苏子、陈皮、半夏、当归、厚朴、前胡、杏仁各 9 克，沉香末（冲）、肉桂各 2.5 克。
【制用法】	水煎服，每日 1 剂，分 2 次服。
【功　效】	除痰降气。适用于肺气肿。

方二

【配　方】	生石膏 30 克，杏仁泥、鲜竹叶各 10 克，冬瓜仁 20 克，竹沥 20~30 克。
【制用法】	将生石膏、杏仁泥、冬瓜仁、鲜竹叶（洗净）共入砂锅煎汁，去渣，再分数次调入竹沥水，每日分 2~3 次饮用。
【功　效】	宣泄肺热，化痰降逆。适用于痰热结肺所致的肺气肿，症见喘咳气涌，胸部胀痛，痰黏稠色黄或夹血色，胸中烦热，身热有汗，渴喜冷饮，面红咽干，尿赤，苔黄或腻，脉滑数。

方三

【配　方】	黄芪、茯苓各 30 克，白术 20 克，乳鸽 1 只。
【制用法】	将乳鸽（未换毛的幼鸽）去毛和内脏，放入炖盅内，加适量水，再入黄芪、白术、茯苓（洗净），置于蒸锅内，隔水炖熟，加少许食盐、味精。在正餐时食用，每天 1 次。
【功　效】	益肺止喘。适用于肺虚所致肺气肿。此种肺气肿的特点为喘

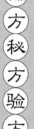

促，气短乏力，苔白滑或腻，脉细软。

方四

【配　方】　橘红 10 克，米粉 500 克，白糖 200 克。

【制用法】　橘红研细末，与白糖和匀为馅；米粉以水少许湿润，以橘红为馅做成糕，放蒸锅屉布上蒸熟；冷后压实，切为夹心方块米糕，不拘时酌量食用。

【功　效】　燥湿化痰，理气健脾。适用于痰浊阻肺所致的肺气肿。此种肺气肿的主要特点为喘而胸满闷窒，甚则胸盈仰息，咳嗽，痰黏腻色白，咯吐不利，兼有呕恶，纳呆，口黏不渴，苔白厚腻，脉滑。

方五

【配　方】　核桃仁 50 克，萝卜子（研粉）、冰糖各 10 克。

【制用法】　先将冰糖熬化，再加入上药拌匀，制成糖块，每日时时含化。

【功　效】　补肾平喘。适用于肾虚久喘。此种肺气肿的主要特点为咳喘日久，短气息促而难以接续，动则喘甚，吐痰起沫，伴有腰膝酸软，脉微细。

方六

【配　方】　苏子、莱菔子各 10 克，白芥子 9 克，山药 60 克，人参 30 克。

【制用法】　水煎服，每日 1 剂，每日服 2 次。

【功　效】　扶正祛邪，降气化痰。适用于痰涎壅盛所致的肺气肿。

方七

【配　方】　黄芩、瓜蒌仁、半夏、胆星、橘皮、杏仁泥、枳实、姜竹茹各 9 克。

【制用法】　水煎服，1 日 1 剂，早晚分服。

【功　效】　清肺化痰。适用于痰热所致的肺气肿。

方八

【配　方】　党参、茯苓各 10 克，甘草、半夏各 6 克，苏子、莱菔子、黄芪各 9 克，白芥子、陈皮、白术各 12 克，大枣 10 枚。

【制用法】　大枣、陈皮除外，其余各药熬汤，除药渣，将其汤煮大枣和陈皮，开锅 10 分钟后，去陈皮，吃大枣，喝汤。

【功　效】　健脾益气，化痰平喘。适用于脾虚所致肺气肿。此种肺气肿的主要特点为喘促，气短无力，痰多质稀，四肢倦怠，食少腹胀，大便稀溏，舌淡，苔白滑或薄腻，脉细软。

方九

【配　方】 沙参 12 克，麦冬、五味子、杏仁、玉竹、贝母各 9 克。

【制用法】 水煎服，每日 1 剂，分 2 次服。

【功　效】 补气生津。适用于气津两伤所致的肺气肿。

方十

【配　方】 熟地、山萸肉、五味子、补骨脂、胡桃肉各 9 克，肉桂 2.5 克。

【制用法】 水煎服，每日 1 剂，分 2 次服。

【功　效】 补肾纳气。适用于肾气衰弱所致的肺气肿。

肺结核

方一

【配　方】 白果（即银杏）、生菜籽油各适量。

【制用法】 用生菜籽油浸泡整白果 100 天以上，每日早、中、晚各吃 1 枚（去核），儿童酌减。本品味甘苦微涩，有小毒，不可用过量。如服后身上出现红点，则应暂停，待红点消退后再继续服用。

【功　效】 温肺，收敛，镇咳，祛痰。适用于肺结核。

方二

【配　方】 枸杞 15~30 克，南枣 6~8 枚，鸡蛋 2 个。

【制用法】 将 3 味同煮，鸡蛋熟后去壳取蛋再煮片刻，吃蛋饮汤，一般 3 次左右即可见效，每天或隔天服 1 次。

【功　效】 补虚劳，益气血，健脾胃，养肝肾。适用于肺结核。

方三

【配　方】 白果仁 12 克，白毛夏枯草 30 克。

【制用法】 将白果仁捣碎，同夏枯草共煎汤，每日 1 剂，分早、晚 2 次服下。

【功　效】 温肺益气。适用于肺结核。

方四

【配　方】　燕窝 10 克，银耳 20 克，冰糖适量。

【制用法】　将燕窝和银耳用水浸泡至胀大而软，放入冰糖，蒸或隔水煮熟。食用。

【功　效】　滋阴清热，润肺止咳。适用于肺结核之干咳、潮热、盗汗、口干、手足心热、乏力。

方五

【配　方】　秦艽、银柴胡、党参、百部、阿胶珠各 9 克，地骨皮、当归、紫菀、知母、贝母各 6 克，炙鳖甲 15 克。

【制用法】　水煎服，每日 1 剂，分 2 次服。

【功　效】　滋阴清火，潜阳保肺。适用于阴虚火旺所致的肺结核。

方六

【配　方】　鲥鱼 250 克，火腿片 5 克，冬笋片 10 克，香菇片 3 克，料酒、白糖、盐、虾子、鸡汤、胡椒粉、味精、猪油、葱、姜各适量。

【制用法】　把带鳞的鲥鱼肉除去血水，用清水洗净，擦去水珠，在开水中烫一下，去腥味和污物，再用清水漂洗干净，有血鳞那面朝上，平放在盘里，将火腿片、笋片、盐、虾子、鸡汤、香菇片、白糖、料酒放在鱼上，再在猪油上面放上葱、姜丝，放在旺火上蒸熟；倒出鱼汁，加味精、胡椒粉，搅拌均匀后，浇在鱼身上即成。在正餐时食用，每天 1 次。

【功　效】　补益气血。适用于贫血，营养不良，结核病，脑血管病，胃肠炎。

方七

【配　方】　党参、白术、茯苓、沙参、百部、杏仁各 9 克，陈皮 5 克，甘草 8 克。

【制用法】　水煎服，每日 1 剂，分 2 次服。

【功　效】　健脾益肺。适用于肺脾两虚所致的肺结核，常见于肺结核早期。

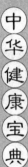

方八

【配　方】　活甲鱼1只（500克左右），冬虫夏草10克，大枣20克，葱白、生姜、蒜、食盐、味精、鸡汤、料酒各适量。

【制用法】　将甲鱼背朝下，待头伸出时用刀剁下，等血流尽后，将甲鱼身放入锅中，加水适量煮，煮至甲鱼盖边能撬起时，捞出放入凉水中，挖出内脏，洗净后把甲鱼剁成六块，再放入清水中煮至六成熟捞出，放凉水中浸泡10分钟；冬虫夏草用清水洗净，红枣用开水浸泡；将甲鱼放在汤碗中，上放冬虫夏草、红枣、料酒、盐、葱段、姜片、蒜瓣、味精和鸡汤，盖上圆盘上蒸笼蒸（或隔水蒸）2个小时，取出后拣去葱、姜、蒜即可食用。

【功　效】　滋阴退热，益气生津，补肾固精。适用于腰膝酸软，遗精，早泄，阳痿，乏力，肺痨，子宫脱垂，月经不调，白带过多，虚烦。

方九

【配　方】　乌龟1只，葱白、花椒、酱油、食盐、素油各适量。

【制用法】　乌龟去头，沸水浸烫后去除龟板，剥去外皮，冲洗干净，切成小块备用；素油倒入炒锅，烧热；放入龟肉煎炸，愈透愈好，再加葱、花椒、酱油、食盐、清水，小火烧半小时即成。

【加　减】　本方加猪蹄红烧进食，为民间食谱，则滋补之力增强。

【功　效】　滋阴降火。适用于虚劳骨蒸，久咳咯血，大便下血。

方十

【配　方】　水发海参500克，鸡肉、火腿、鲜笋、食油各60克，肉丸子、蛋饺各数个，香菇、盐、料酒、湿淀粉各少许。

【制用法】　海参洗净切片，鸡肉去皮切片，火腿、鲜笋也切成片，锅内加水250克，待水开后，再放入海参及少许盐和料酒，略煮几分钟后捞出；把锅内原来的水倒掉，重新添水250克，加料酒、盐少许，煮几分钟后停火备用；用少许湿淀粉把鸡肉、火腿拌一下，锅内放油烧热，把火腿、鸡肉倒入锅中，滑开，略变色即出锅；将鲜笋、肉丸子、蛋饺、盐等放入海参汤中同烩，最后放入已炒好的火腿、鸡肉即可出锅。

【功　效】　补肾壮阳，益胃助食。适用于脾胃虚弱之食少、乏力，肾虚

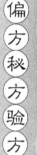

偏方秘方验方集萃

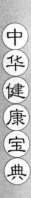

之腰膝酸软，肺结核。

方十一

【配　方】 鸭梨、白萝卜各1000克，生姜、炼乳、蜂蜜各250克。

【制用法】 鸭梨、白萝卜和生姜洗净，切碎，分别以洁净的纱布绞汁，取梨汁、萝卜汁放入锅中，先以大火煮，后以小火煎熬浓缩如膏状时，加入姜汁、炼乳和蜂蜜，搅匀，继续加热至沸，停火，待冷装瓶备用。每次1汤匙，以沸水冲化，或加黄酒少许，冲饮，每日2次。

【功　效】 养阴清热，润肺止咳。适用于虚劳，肺结核低热，久咳不止等症。

【备　注】 脾虚便溏者忌服。

腰　痛

方一

【配　方】 鲜南蛇藤、鲜虎刺、鲜马兰各30克，鲜七层楼、鲜牛膝各15克，鸡蛋3个。

【制用法】 水煎前5味半小时，去渣取药液，待温，放入鸡蛋，文火煮熟。每日1次服尽，连服数日。

【功　效】 活血通络。适用于腰痛。

方二

【配　方】 生山药100克，糯米600克，白糖300克，芝麻、熟鸡油各50克，核桃肉30克。

【制用法】 将生山药洗净，入笼蒸熟，剥去外皮，芝麻炒酥磨成粉状，炒核桃肉压成末，将熟鸡油、核桃肉、芝麻面、白糖和山药泥揉匀成馅料；糯米淘洗干净，与水混合磨成米浆，放入布袋沥干水分，作为汤圆外皮料，包入馅料做成汤圆，入开水中煮熟即可食之。

【功　效】 补肾滋阴。适用于肾虚精滑所致腰痛无力。

方三

【配 方】 豆豉60克，薤白1把，附子15克，川椒（去目及闭口者）50粒。

【制用法】 先将薤白洗净去滑性，切碎，附子炮裂去皮，杵为末，然后将薤白、附子与豆豉、川椒合炒至薤熟，放入2000毫升酒中，煎四五沸，去滓，装瓶备用。每服1酒杯，与粥一起食用。

【功 效】 温阳散寒。适用于腰腿疼痛。

方四

【配 方】 猪肾1对，川牛膝、杜仲各5克，补骨脂3克，香附2克，精盐少许。

【制用法】 将猪肾用竹刀剖开，去筋膜油脂，将各药在锅内略炒，烘干，研成极细末，填入猪腰内，外用湿纸包好，并可在湿纸外再包一层黄泥，放在灰火中煨熟；腰子煨熟后，去药末，只吃猪腰。间隔1~2日服1次，7次为1个疗程。

【功 效】 补肾气，止腰痛，强筋骨。适用于肾气虚的腰痛，足痿弱无力。

方五

【配 方】 黄芪15~30克，当归12克，川芎8克，芍药、地龙各10克，熟地15克，升麻5~8克，台乌药8~12克。

【制用法】 水煎2次混合，1日分2次服完。

【功 效】 益气壮腰，活血通络，理气定痛。适用于各种腰痛，不论外感内伤，凡非新感时邪，而又偏于气滞血凝、筋骨劳损者均适应。

方六

【配 方】 熟地12克，山药、山茱萸各10克，枸杞子、菟丝子、淮牛膝各9克，鹿角胶、龟板胶各6克。

【制用法】 水煎服，1剂分2次服。

【功 效】 大补肾气。适用于肾虚腰痛。

方七

【配 方】 滑石20克，瞿麦10克，粳米50克。

【制用法】 先将滑石用干净布包扎，然后与瞿麦同入砂锅煎煮，取滤液澄清约1000毫升。用滤液与粳米煮粥，供中、晚餐服食，夏

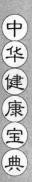

天可做成稀粥当饮料。

【功　效】　清热除湿。适用于湿热所致腰痛。

方八

【配　方】　独活、防风各 10 克，桑寄生、芍药、杜仲各 15 克，秦艽、当归、川芎、茯苓、桂枝、牛膝各 12 克，细辛、人参、甘草各 6 克，地黄 9 克。

【制用法】　水煎服，每日 1 剂，分 3 次服。

【功　效】　祛寒行湿，温经通络。适用于寒湿腰痛。

方九

【配　方】　羌活、苦参、葛根、黄芩、猪苓、白术各 12 克，苍术、茵陈、泽泻各 15 克，升麻、防风、当归各 9 克，知母 10 克，炙甘草、人参各 6 克。

【制用法】　水煎服，每天 1 剂，早晚分服。

【功　效】　清热利湿，舒筋止痛。适用于湿热腰痛。

方十

【配　方】　当归、红花、牛膝各 12 克，川芎、桃仁、没药、香附各 10 克，五灵脂 9 克。

【制用法】　水煎服，1 日 1 剂，分 2 次服。

【功　效】　活血化瘀，理气止痛。适用于瘀血腰痛。

肾　炎

方一

【配　方】　地肤子 15 克，荆芥、苏叶、桑白皮、瞿麦、黄柏、车前草各 10 克，蝉蜕 10 只。

【制用法】　水煎服，每天 1 剂。

【功　效】　清热利湿，止痉利尿。适用于急性肾炎。

【备　注】　现代医学认为本病是变态反应性疾病。复方地肤子汤可能有抗过敏的作用。过去常用本方治疗荨麻疹，亦有显著疗效。

地肤子方（地肤子、桑白皮各 10 克，浮萍 8 克，木贼叶 6 克）治皮肤性肾脏炎，本方用药地肤子苦寒入膀胱经，消皮肤之风邪，为主药，佐以车前草利尿，瞿麦治血尿，黄柏清下焦湿热，蝉蜕、荆芥清散风邪，少佐苏叶以散寒，收到发汗利尿、清热除湿之功效。应用本方时可随病情加减药量，如病势较急，地肤子之用量可增至 18 克；血尿较重可加大瞿麦药量；蛋白尿较重可加重苏叶、蝉蜕的用量；尿中白细胞较多者可加连翘，并加重黄柏的剂量；管型较多者可加石韦。

方二

【配　方】 石榴肉、怀山药、生地、炙黄芪、赤芍、小蓟、白云苓各 30 克，丹皮、水红花籽、五加皮、大腹皮、陈皮各 10 克，车前子（布包）、泽泻各 10～30 克，防风 6 克，蝉蜕 15 克，鱼腥草（后下）、连翘各 20～40 克，益母草 30～60 克。

【制用法】 每日 1 剂，水煎 3 次，分 3 次服。42 剂为 1 个疗程。

【功　效】 益肾活血，祛风化湿。适用于急性肾炎。

【备　注】 严格忌盐食，保证休息时间充足。

方三

【配　方】 人工牛黄 0.6 克，肉桂粉 2 克，田七粉 3 克，琥珀粉 4 克。

【制用法】 每日 1 剂，分 2 次冲服。

【功　效】 解毒散结，活血祛瘀。适用于慢性肾炎。

方四

【配　方】 黄芪 50 克，土茯苓、益母草各 30 克，泽泻 25 克，白茅根、杜仲、续断各 20 克，蝉蜕、海藻各 15 克，桂枝 10 克。

【制用法】 水煎服。

【功　效】 通补兼施，温阳利水。适用于慢性肾小球肾炎，慢性肾盂肾炎。

方五

【配　方】 薏苡仁 20 克，花生米 15 克，红糖 10 克。

【制用法】 水煎服。

【功　效】 健脾益肾，祛湿解毒，温经利水。适用于慢性肾炎，慢性肾功能不全。

偏方秘方验方集萃

方六

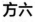

【配　方】　生地、茯苓各 15 克，山茱萸、泽泻、丹皮、怀山药、雷公藤
各 10 克。

【制用法】　水煎服。

【功　效】　滋阴补肾，利湿解毒。适用于慢性肾小球肾炎。

方七

【配　方】　玉米须 10 克，玉米粒 20 个，蝉蜕 3 个，蛇蜕 1 条。

【制用法】　水煎。1 个月为 1 疗程。

【功　效】　利尿。适用于急慢性肾炎，肾盂肾炎。

第二章

外科

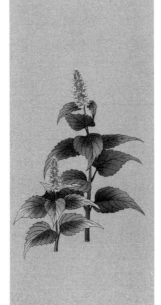

中医外科是运用中医学理论研究体表病症的病因、病理、证候、诊断、治法、医疗技术等的专门学科，包括疮疡、瘿、瘤、乳房疾病、肛门直肠疾病、周围血管和淋巴疾病，以及疝气、性传播疾病、泌尿生殖系统疾病等。中医外科主要通过内治和外治两种方法进行治疗，大部分外科疾病需要内治和外治并用，相辅相成。

水火烫伤

方一
【配　方】　老黄瓜2根。
【制用法】　将老黄瓜洗净剖开，挖出瓜瓤不用，切碎，绞汁，用棉签蘸药液涂抹患处。每日2次。
【功　效】　清热解毒，利水消肿。适用于轻度烧伤。

方二
【配　方】　鲜山茶花、香油各适量。
【制用法】　将山茶花阴干，研为细末，用香油调匀，敷于患处。每日1次。
【功　效】　凉血散瘀，消肿生肌。适用于烧烫伤。

方三
【配　方】　蒲公英适量，白糖、冰片各5克。
【制用法】　蒲公英绞汁，调入白糖及冰片。敷或涂于患处。
【功　效】　清热，凉血，解毒。适用于烧烫伤。

方四
【配　方】　木芙蓉叶200克。
【制用法】　将木芙蓉叶晒干，研为细末，每取适量，以冷茶水调匀，涂敷伤处。每日2~3次。
【功　效】　凉血解毒，消肿止痛。适用于烧烫伤。

方五

【配　方】　小米500克，冰片6克。

【制用法】　取小米500克置于铁锅内，炒成炭状，加冰片6克，研为极细末，以麻油调成糊状。按一般方法清理创面后，涂敷约2毫米厚，盖上油光纸，然后用5~6层纱布覆盖，绷带包扎固定（亦可采用暴露疗法）。开始每日或隔日换药一次，以后2~3日换药一次。

【功　效】　清热止痛。适用于烧烫伤。

方六

【配　方】　蜂蜜适量。

【制用法】　将蜂蜜涂于伤处。每日2~3次。

【功　效】　清热解毒，润燥止痛。适用于烧烫伤。

方七

【配　方】　杨梅树皮、香油各适量。

【制用法】　将杨梅树皮烧存性，研为细末，以香油调涂伤处。每日2次。

【功　效】　润燥生肌，消肿止痛。适用于烧烫伤。

方八

【配　方】　大麦、香油各适量。

【制用法】　将大麦炒黑，研为细末，以香油调涂患处。每日2~3次。

【功　效】　清热凉血，润燥生肌。适用于烧烫伤。

方九

【配　方】　虎杖、黄柏各15克，地榆、榆树皮内层各20克。

【制用法】　粉碎混匀，按每克药粉加入95%酒精2毫升的比例浸泡1周，加压过滤后再加入等量95%酒精，1周后同样过滤，混匀后装入灭菌瓶中备用。清创后以医用喷雾器将药液喷洒于创面，每日喷3~9次。

【功　效】　凉血止血，解毒敛疮。适用于烧烫伤。

方十

【配　方】　鲜大蓟4棵，食油适量。

【制用法】　大蓟洗净，切碎，捣烂取汁，加食油调成糊状，涂敷伤处。每天3次。

【功　效】　祛瘀消肿，凉血止痛。适用于烧烫伤。

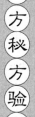

偏方秘方验方集萃

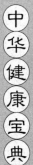

虫类咬伤

方一

【配　方】　丝瓜叶 1 把或丝瓜 1 块。

【制用法】　捣烂搽敷患处。

【功　效】　清热解毒。适用于蜈蚣咬伤。

方二

【配　方】　蕹菜适量，盐少许。

【制用法】　将鲜蕹菜洗净，加盐捣烂。敷患处，每日换药 1 次。

【功　效】　凉血，解毒。适用于蜈蚣咬伤。

方三

【配　方】　南瓜叶数片（大叶者只用 1~3 片）。

【制用法】　南瓜叶洗净，捣烂，敷于伤处。

【功　效】　清热解毒。适用于蜈蚣咬伤。

方四

【配　方】　好醋适量。

【制用法】　用布蘸浓醋湿敷患处，随时加醋保持湿润。

【功　效】　清热解毒，消肿止痒。适用于黄蜂蜇伤。

方五

【配　方】　食盐适量。

【制用法】　将食盐以少许热水溶化。用消毒棉签蘸盐水涂擦伤处数次，
稍许疼痛可止。

【功　效】　清热解毒，消炎止痛。适用于蝎蜇伤。

方六

【配　方】　生烂山药（烂而有水者佳）适量。

【制用法】　将生烂山药捣烂，挤汁。擦涂于患处。

【功　效】　解毒，消肿，止痛。适用于蝎蜇伤。

方七
【配　方】　雄黄、醋各适量。
【制用法】　将雄黄用醋调匀，涂敷于患处。
【功　效】　散瘀解毒。适用于蜂、蝎蜇伤。

方八
【配　方】　苋菜适量。
【制用法】　将苋菜捣烂涂于伤口或捣取汁滴患处。
【功　效】　清热解毒，利尿止血。适用于蜈蚣咬伤、蜂蜇伤。

方九
【配　方】　蜂蜜30克，大葱2根。
【制用法】　将大葱洗净，捣成烂泥，调以蜂蜜搅匀。敷于患处，每日换药1次，约3日可愈。
【功　效】　清热，解毒，止痛。适用于蛇咬伤，蝎、蜂蜇伤。

方十
【配　方】　旱烟筒内烟油。
【制用法】　将烟油抹于患处，立即止痛。
【功　效】　解毒止痛。适用于各种毒虫咬伤。

跌打损伤

方一
【配　方】　螃蟹壳2个，黄瓜籽20克，黄酒适量。
【制用法】　将螃蟹壳、黄瓜籽晒干，混合研磨成末，黄酒冲服。
【功　效】　破瘀，散血，止痛。适用于跌打损伤。

方二
【配　方】　新摘老丝瓜1条，白酒适量。
【制用法】　将老丝瓜切片晒干，置铁锅内用小火焙炒成棕黄色，研面，入瓶备用。凡胸腹部跌打损伤者，用白酒冲服，每服3克，每日服2次，连用3天；四肢跌打损伤者，用丝瓜粉末加白酒调匀，敷于患处，日换1次。

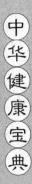

【功　效】　散瘀，消肿。适用于跌打损伤。

方三

【配　方】　降香、荔枝核各等份。

【制用法】　将上药焙干，研细，过100目筛制成粉，调匀备用。伤口清洗整复缝合后，用75%酒精将上药调成糊状，直接敷在伤口上，包扎固定。7天左右拆线，一般不需他法处理。

【功　效】　止血定痛，消肿生肌。适用于跌打损伤。

方四

【配　方】　宝塔菜（又名甘露、地葫芦）干根10克，杜衡根3克，黄酒适量。

【制用法】　共研碎。以黄酒送服，每日1次。

【功　效】　活血，散瘀，止痛。适用于跌打损伤。

方五

【配　方】　生栗子适量。

【制用法】　栗子去皮，用牙嚼烂。敷于伤处，每12小时换1次。包扎固定不宜过紧。

【功　效】　凉血，消肿，止痛。适用于跌打损伤之肿痛。

方六

【配　方】　生地、赤芍、归尾、白术、泽泻各9克，桃仁、五加皮、苏木各6克，红花、制乳香、制没药、荆芥各4.5克。

【制用法】　每日1剂，水煎服。

【功　效】　活血化瘀。适用于跌打损伤，蓄瘀作痛。

方七

【配　方】　赤小豆100克，冰片粉1.5克。

【制用法】　赤小豆研成极细粉末，加入冰片粉，调匀并密封。用时加清水少许调成糊状，涂于纱布上，厚约0.5厘米。每12～24小时换药1次。如出现张力性水泡，应妥善保护，防止继发感染。

【功　效】　活血化瘀，消肿止痛。适用于闭合性软组织损伤。

方八

【配　方】　榕树叶、蓖麻叶各适量，生姜5克，75%酒精少许。

【制用法】　将榕树叶、蓖麻叶洗净，捣烂，加生姜再捣，然后用酒精调拌，按患部面积大小，酌情增减药量。外敷患处，每日 1 次，5 天即可痊愈。

【功　效】　活血散瘀，消肿止痛。适用于急性关节扭伤和肢体软组织挫伤。

方九
【配　方】　半边莲 300 克。
【制用法】　采新鲜半边莲洗净，捣成烂泥。贴敷伤口流血处。
【功　效】　解毒消炎，止血生肌。适用于外伤性出血。

方十
【配　方】　桑寄生、五爪龙各 30 克，防风 20 克，天花粉、骨碎补各 15 克，当归、川断各 10 克，土鳖虫、乳香各 5 克。
【制用法】　每日 1 剂，水煎，分 2 次口服。
【功　效】　活血通络，接骨续筋。适用于股骨干骨折中期。

骨髓炎

方一
【配　方】　鲜萍全草 30 克，活泥鳅 2 条。
【制用法】　泥鳅用水养 24 小时，保留体表黏滑物质，洗净后再用冷开水浸洗 1 次，将鲜萍全草、泥鳅一起捣烂敷患处，每天 1 次，2 周为 1 疗程。
【功　效】　清热解毒，活血消肿。适用于骨髓炎。

方二
【配　方】　熟地、川芎、黄芪、茯苓、太子参各 15 克，当归、骨碎补、牛膝各 12 克，破故纸、威灵仙、防风、木瓜各 10 克。
【制用法】　每日 1 剂，水煎服。
【功　效】　补脾益肾，强筋健骨。适用于骨髓炎。

方三
【配　方】　升麻、葛根、当归、生山楂各 30 克，僵蚕、蝉蜕各 15 克，生甘草 10 克。

偏
方
秘
方
验
方
集
萃

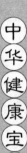

【制用法】 水煎，早晚分服。

【功　效】 清热解毒，杀菌抗炎，解肌散结，祛风止痛。适用于骨髓炎。

方四

【配　方】 蜈蚣 60 克，淫羊藿 30 克，肉桂 10 克。

【制用法】 研成细粉过 100 目筛，制成复方蜈蚣散，每日取本品 20～30 克，分 2～3 次温开水送服。

【功　效】 通络止痛，温阳通脉。适用于慢性骨髓炎。

方五

【配　方】 知母、锁阳、枸杞子、龟板、黄芪、骨碎补各 20 克，黄柏、巴戟、当归、白芍各 15 克，苏木、桔梗、甘草各 9 克，肉桂、全蝎各 3 克。

【制用法】 每日 1 剂，水煎服。

【功　效】 育阴潜阳，活血祛邪。适用于慢性骨髓炎。

方六

【配　方】 金银花、熟地各 20 克，黄芪、野葡萄根各 30 克，鹿角片、川芎、蚤休各 10 克，当归 8 克，补骨脂 15 克，白芷、炙甘草各 5 克。

【制用法】 每日 1 剂，水煎服。

【功　效】 清热解毒，温肾填髓，活血散瘀。适用于慢性骨髓炎。

方七

【配　方】 鲜野菊花（去根茎）全草 500 克（干品 100 克），鲜芙蓉叶 400 克（干品 100 克），藤黄 1 克。

【制用法】 上药加水 5000 毫升，煎至 2000 毫升，趁温浸洗患处，每天 1～2 次，至脓尽为止。有窦道者，用 30～50 毫升注射器吸取药液，套上尼龙输液管插至窦道深部冲洗。

【功　效】 清热解毒，舒风凉肝，消肿，清肺凉血。适用于慢性骨髓炎。

方八

【配　方】 三七、土鳖虫、血竭、乳香、没药、当归、丹皮、红花、桃仁、甘草、川大黄、石斛、申姜、乌药、枳壳、苏木、秦艽、紫草、赤芍、金银花各 10 克。

【制用法】 上药共研细末，每次服 5 克，黄酒送服。

【功　效】 活血通络，散寒止痛。适用于化脓性骨髓炎。

脑震荡

方一
【配　方】　鲜花生叶50克。
【制用法】　加水煎汤。服下。
【功　效】　镇静安神。适用于脑震荡后遗症。

方二
【配　方】　猪脑1个，天麻（切片）15克，枸杞子25克。
【制用法】　猪脑去筋膜，洗净，同天麻、枸杞子共放入碗内，加水少许蒸熟。吃脑饮汤。
【功　效】　养血，祛风，安神。适用于脑震荡后遗症。

方三
【配　方】　乌龟头1个，黄瓜籽9克，黄酒适量。
【制用法】　将乌龟头用干燥箱干燥，黄瓜籽晒干，同研为细末。分3次服，黄酒送下。5个乌龟头为1剂，轻症服2剂后，症状消失；重症服4剂后，病情减轻，连服5~6剂可愈。
【功　效】　安神定志。适用于脑震荡后遗症。症见头昏，头痛，健忘，失眠，注意力涣散等。

痈、疽、疔、疖

方一
【配　方】　金银花10克，红花15克。
【制用法】　水煎服。
【功　效】　散热解毒，活血散瘀。适用于痈流脓。

方二
【配　方】　升麻、连翘、大黄（锉、炒）、生地黄（切、焙）、木香各30

偏方秘方验方集萃

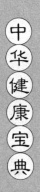

克，白蔹、玄参各0.9克，芒硝末适量。

【制用法】 前7味，粗捣筛。每次服5克。水2盏，煎至1盏，入芒硝末0.5克，去滓，空腹温服，取利为度，未利再服。

【功　效】 清热解毒，散结消肿。适用于痈疽始作。

方三

【配　方】 蓖麻仁（去皮，捣烂）、杏仁（去皮，捣烂）各49粒，铜绿81克，松香2.5克，麻油360克。

【制用法】 先将麻油热滚，次下蓖麻仁、杏仁，熬至滴水成珠为度，去滓，将油再用文武火熬滚，徐徐入松香末，同时用桃、槐枝搅匀，收瓷盆内，待膏将凝时，加入铜绿，搅匀，然后用水浸之，去火毒后收储罐内。数月后用热汤炖化摊贴。

【功　效】 活血止痛，祛腐生新。适用于痈疽。

方四

【配　方】 天南星、草乌头、生半夏、狼毒各等份。

【制用法】 上药研为细末，用米醋、蜂蜜各半调匀。敷患处四周。留顶以泄毒气。

【功　效】 散瘀解毒。适用于痈、疽肿硬，厚如牛皮，按之肌肉深部疼痛。

方五

【配　方】 鲜丝瓜1个。

【制用法】 将丝瓜切碎，捣烂绞汁。频频涂于患处。

【功　效】 散瘀，止血，消肿。适用于痈疽疮口太深不敛。

方六

【配　方】 大米、腊肉各适量。

【制用法】 将大米蒸成饭，晾凉，腊肉切碎与米饭共捣如泥。敷于患处。

【功　效】 清热消肿。适用于项疽肿硬而痛。

方七

【配　方】 烟叶5克，樟脑3克，蜂蜜适量。

【制用法】 烟叶切丝，焙干研细末，和樟脑调匀，以蜂蜜拌如糊状。贴于患处。

【功　效】 解毒，活血，镇痛。适用于项痈，背痈。

方八

【配　方】　雄黄15克，枯矾10克，银珠、樟丹各5克，凡士林膏适量。

【制用法】　调敷患处。

【功　效】　解毒止血。适用于阴疽，骨疽。

方九

【配　方】　紫甘蔗皮、香油各适量。

【制用法】　甘蔗皮烧存性，研细末，以香油调匀。涂于患处，每日更换 1 次。

【功　效】　清热，消肿，生肌。适用于对口疽，背疽，疔疮，坐板疮等。

方十

【配　方】　鲜番薯叶、白糖各适量。

【制用法】　共捣烂，贴敷患处，每日更换 1 次。

【功　效】　解毒，消炎。适用于手指疔（瘭疽）。

方十一

【配　方】　生芋艿（芋头）、食盐各少许。

【制用法】　将芋艿洗净，加食盐捣烂。敷于患部，每日更换 2 次。

【功　效】　消炎，消肿，镇痛。适用于无名肿毒，指疔（瘭疽），对小儿头部毛囊炎也有较好的疗效。

方十二

【配　方】　黄芩15克，黄柏、连翘、当归、知母各 12 克，黄连、生地黄、苏木、羌活、独活、汉防己、桔梗、防风各 10 克，甘草 3 克。

【制用法】　水煎，每日 1 剂，分 3 次服。

【功　效】　清火解毒，和营散结。适用于疔疮初起，红肿明显，寒热麻痒等症。

方十三

【配　方】　黄柏、黄连、黄芩各 2 克，野蜂房 1 个。

【制用法】　将前 3 味研末，将野蜂房烧存性（烧至外皮黑褐色，里面黄褐色为度，不可烧成灰烬），研末，与三黄末混匀调茶油敷患处。若敷上药不干脱，则不必换药。

【功　效】　清热燥湿，泻火解毒。适用于疔疮。

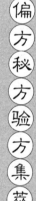

偏方秘方验方集萃

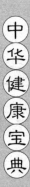

方十四

【配　方】　川黄连15克，大黄20克，生栀子10克，凡士林适量。

【制用法】　先将前3味药研为极细末，高温消毒，用凡士林调成软膏状，装瓶备用。用时将药膏涂于纱布上，外贴患处，每日换药1次。

【功　效】　泻火解毒，破积滞，凉血止血。适用于疔疮。

方十五

【配　方】　鲜葵花叶、蜂蜜各适量。

【制用法】　将葵花叶洗净，捣烂如泥，加蜂蜜调匀备用。取适量摊在纱布上，敷患处包扎固定，每日换药1次。

【功　效】　凉血解毒。适用于疔疮疖肿。初起敷后可消散，脓肿者可消炎排脓，溃破者可祛瘀敛疮。

方十六

【配　方】　荞麦面、米醋各适量。

【制用法】　将荞麦面炒黄，用米醋调为糊状，涂于患处。早晚更换。

【功　效】　消炎，消肿。适用于疮疖毒，丹毒，无名肿毒。

方十七

【配　方】　鲤鱼、醋各适量。

【制用法】　将鲤鱼烧成灰，以醋调和。敷于患处，每日更换1次，至愈为止。

【功　效】　止痛消肿。适用于一切红肿毒疮。

方十八

【配　方】　鲜无花果适量。

【制用法】　将无花果洗净，捣烂。敷于患处，包扎固定，每日换药1次。

【功　效】　消炎，止痛。适用于下肢溃疡，疮面恶臭，久不收口。

方十九

【配　方】　葱100克，猪蹄4只，盐适量。

【制用法】　将猪蹄洗净，用刀划口下锅。葱切段加盐适量与猪蹄同炖，烧沸后改文火，至肉烂可食。分顿食肉饮汤，每日2次。

【功　效】　理虚消肿。适用于血虚之四肢疼痛、浮肿，疮疡肿痛等。

方二十

【配　方】　蚕豆叶1把。

【制用法】 将蚕豆叶洗净，捣烂敷患处。
【功　效】 止血，消炎。适用于多年不愈、久不收口的臁疮。

方二十一
【配　方】 菠菜100克。
【制用法】 将水煮沸，放入洗净切段的菠菜，煎煮20分钟即可。饮用，每日2次。
【功　效】 凉血清热，利尿消炎。适用于皮肤红肿、瘙痒、化脓，反复不愈者。

方二十二
【配　方】 头发灰9克，枯矾6克，冰片1.5克。
【制用法】 头发烧灰存性；将3味共研细末，装瓶备用。用前先将疮面用温盐水洗净，再用少许香油将药调成糊状，涂于疮面上，不必包扎。每日涂2或3次。
【功　效】 清热解毒，散瘀生肌。适用于黄水疮。

方二十三
【配　方】 生蟹1只。
【制用法】 生蟹捣烂涂于患处。
【功　效】 破血，通经，消积。适用于漆疮遍身，疥疮湿癣久不愈。

方二十四
【配　方】 大活虾10个，生黄芪15克。
【制用法】 同煮汤。食虾肉饮汤。
【功　效】 益气，生肌。适用于寒性脓疡久不收口。

方二十五
【配　方】 黄豆适量。
【制用法】 将黄豆洗净，煮至豆粒饱胀半熟，捞出搅拌，令其皮脱掉，然后将豆捣如泥即成。敷于患部，并用纱布包扎固定，每日换药1次。
【功　效】 活血解毒。适用于下肢溃疡。

褥　疮

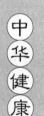

方一

【配　方】　党参100克，茯苓15克，熟地、白芍、川芎、当归、白术、生姜各10克，炙甘草6克，大枣3枚。

【制用法】　每日1剂，水煎2次，分3次服，同时配合局部一起换药。

【功　效】　气血双补，托毒生肌。适用于褥疮气血两虚症。

方二

【配　方】　榆树皮5份，黄柏2份，松香、冰片各适量。

【制用法】　将榆树皮和黄柏研碎，以2倍量80%酒精浸泡48小时，过滤后加入松香、冰片。清洁创面后，将药液喷洒创面，2小时1次，定痂后停。创面暴露不受压至愈。

【功　效】　安神健脾，利水通淋，清热燥湿，泻火解毒。适用于褥疮。

方三

【配　方】　枸杞子50克，麻油200克，冰片0.5克。

【制用法】　将枸杞子烘脆研细末，麻油熬沸，待冷倒入枸杞子末，加冰片，搅匀，浸入消毒纱布数小块，清洁疮面后敷上浸过的纱布，包扎固定，每天换药1次，治愈为止。

【功　效】　滋补肝肾，益精明目，解毒生肌，止痛抗炎。适用于褥疮。

方四

【配　方】　马勃粉适量。

【制用法】　用马勃粉直接撒在疮面上，并用大块马勃直接填塞于脓腔内，再用纱布块盖住，胶布固定。每天换药1次。

【功　效】　解毒止血。适用于褥疮。

方五

【配　方】　当归50克，生地30克，白花、北紫草各15克，川黄连10克，姜黄6克。

【制用法】　上药加水500克，文火煎至焦枯为度，去渣，加血竭15克，沸腾片刻，用8层纱布过滤于容器中，加蜂蜡30克，微火熔

解，不断搅拌至完全混合，冷却备用。先清洁创面，再敷以
药膏，每日 1 次。

【功　效】　滋阴养血，燥湿止痒。适用于褥疮。

痔　疮

方一

【配　方】　生马钱子数枚，醋适量。

【制用法】　将生马钱子去皮放在瓦上加醋磨成汁，敷于患处，每日 1～
3 次。

【功　效】　散结消肿，通络止痛。适用于外痔。

方二

【配　方】　草决明 20 克，朱砂莲、煅牡蛎、马勃、黄柏各 15 克，甘草
6 克。

【制用法】　布包马勃与其他药同煎 30 分钟，去渣留汁内服，每日 3 次，
每次约 160 毫升。

【功　效】　清热解毒，活血止血，软坚收敛，消肿止痛。适用于痔疮。

方三

【配　方】　大黄、芒硝（分冲）各 30 克，黄柏、泽泻、香附各 15 克，
秦艽、防风、桃仁、红花各 10 克。

【制用法】　每日 1 剂，水煎取液，熏洗患处，每次 15～20 分钟。并用三
七黄连膏（含三七粉 2 份、黄连粉 1 份。加陈醋、凡士林调
膏）适量，外敷痔核，包扎，每日 2 次。3 日为 1 个疗程。用
药至痊愈止。

【功　效】　清热祛风，行气化湿，活血止痛。适用于痔疮。

方四

【配　方】　瘦猪肉 120 克，鲜槐花 50 克，调料适量。

【制用法】　按常法煮汤服食。每日 1 剂。

【功　效】　滋阴润燥，凉血止血。适用于痔疮及大肠热盛所致的便血。

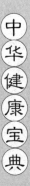

方五

【配　方】　黑木耳 3~6 克，柿饼 30 克。

【制用法】　将黑木耳、柿饼去杂洗净，切碎，加水煮汤服食。每日 2 剂。

【功　效】　清热润燥，凉血止血。适用于痔疮出血，大便干结。

方六

【配　方】　赤小豆 200 克，米醋 500 毫升。

【制用法】　将赤小豆用米醋煮熟，晒干，再浸入醋中至醋尽，研为细末，每次服 3 克，每日 3 次，黄酒送服。

【功　效】　清热解毒，散瘀止血。适用于痔疮下血。

方七

【配　方】　鲜鹅肠菜（又名繁缕）适量，食盐少许。

【制用法】　将鹅肠菜洗净捣烂，与食盐共置锅内，加水煎汤，乘温洗浴患处。每日 2 次。

【功　效】　凉血解毒，利尿消肿。适用于痔疮肿痛。

方八

【配　方】　鲜无花果 1~2 个。

【制用法】　将无花果洗净，去皮切碎，加水煎汤服食，亦可空腹生食。每日 2 次。另用叶柄的白色乳汁涂于患处。

【功　效】　消炎，消肿，止痛。适用于痔疮肿痛、出血。

方九

【配　方】　鲜杨桃（又名阳桃、五敛子）2~3 个。

【制用法】　将杨桃洗净切碎捣烂，以凉开水冲服，每日 2~3 次。

【功　效】　清热解毒，生津利水。适用于痔疮出血。

疝　气

方一

【配　方】　青茄蒂适量。

【制用法】　将茄蒂煎成浓汁。2 岁每次用茄蒂 4 个，3 岁用 5 个，8 岁用 7 个，服后再饮白糖水 1~2 杯。见效后继续服用 2 次，可痊愈。

【功　效】　理气，止痛。适用于疝气。

方二
【配　方】　当归、茯苓、枸杞各 15 克，肉桂、乌药、小茴香各 10 克，海沉香 5 克。
【制用法】　每日 1 剂，水煎服。7 日为 1 疗程。
【功　效】　温经散寒，清热利湿，活血益气，补肾益肝。适用于疝气。

方三
【配　方】　大茴香、红糖、黄酒各适量。
【制用法】　将大茴香炒焦，研为细末，每取 15 克，加入适量红糖，以黄酒冲服。每日 1 次。
【功　效】　温阳散寒，理气止痛。适用于疝气疼痛。

方四
【配　方】　生龙眼核 50 克，黄酒适量。
【制用法】　将龙眼核洗净，瓦上焙干为末，每日 9 克，用黄酒送服。
【功　效】　温阳散寒。适用于疝气疼痛。

方五
【配　方】　山楂核 50 克，黄酒适量。
【制用法】　山楂核研末，每次服 3 克，每天 2 次，用温黄酒送服。
【功　效】　散寒止痛，行气破瘀。适用于疝气疼痛。

方六
【配　方】　向日葵花盘 60 克。
【制用法】　水煎服。每日 1 剂。
【功　效】　平肝清热，逐风通窍，止痛。适用于疝气疼痛，胃痛。

方七
【配　方】　荔枝核、大茴香各 100 克，黄酒适量。
【制用法】　将荔枝核炒黑，大茴香炒焦，共研细末，混匀备用。每次服 5 克，每日 2 次，温黄酒送下。
【功　效】　理气解郁，散寒止痛。适用于疝气之阴囊肿胀、偏坠、疼痛等。

方八
【配　方】　荷苞花（或根）适量。
【制用法】　将荷苞花晒干，研末，每次服 10 克，每天 2 次，用甜酒送服。
【功　效】　清热利湿，补血。适用于疝气，失眠。

方九

【配　方】　鸡蛋 2 个，米醋 500 克。

【制用法】　先将鸡蛋用醋浸泡 1 日，次日将醋与鸡蛋倒入锅内煮，至醋一半。趁热吃蛋饮汤。

【功　效】　养血散瘀。适用于小肠疝气。

方十

【配　方】　野山楂 15~30 克，红砂糖适量。

【制用法】　水煎服。每日 1 剂，分 2~3 次服。

【功　效】　化食消积，止呕，止痛。适用于小肠疝气，肠炎下痢，肠疝等。

方十一

【配　方】　小茴香 15 克，鸡蛋（或鸭蛋）2 个，精盐少许。

【制用法】　将小茴香与精盐同炒至焦黄色，研为细末，然后与鸡蛋液调匀，入热油锅中煎熟，每晚睡前与温黄酒同服食。每日 1 剂，4 剂为 1 个疗程，休息 2~3 天后，再服 1 个疗程。

【功　效】　滋阴润燥，理气散寒。适用于小肠疝气，鼠蹊部胀垂，鞘膜积液。

方十二

【配　方】　小茴香、橘子核、山楂肉各 20 克。

【制用法】　文火炒过，研末，混匀，每次服 6 克，每天 2~3 次，以温黄酒送下。

【功　效】　理气止痛，温中散寒。适用于寒疝腹痛。

方十三

【配　方】　山楂 15 克，小茴香 6 克。

【制用法】　水煎服。每日 1 剂，分 2 次服。

【功　效】　行气破瘀，散寒止痛。适用于寒疝小腹坠痛，睾丸偏坠肿痛等。

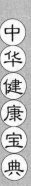

破伤风

方一

【配　方】　青龙草、白虎草各 2 棵，生姜 3 片，葱根、大枣各 3 个，蝉蜕 7 个，黄酒 6.5 毫升。

【制用法】　每日 1 剂，水煎服。

【功　效】　温阳通络，透疹止痉。适用于破伤风。

方二

【配　方】　槐角 30 克。

【制用法】　炒，研末，水、黄酒各半冲服。

【功　效】　清热泻火，凉血止血。适用于破伤风。

方三

【配　方】　炒荆芥 12 克，当归、桃仁泥各 10 克，桂枝、红花各 6 克，槐条汁（冲）2 盅。

【制用法】　煎服法同上，每日 1~2 剂。

【功　效】　镇痉，祛风，凉血。适用于破伤风。

方四

【配　方】　僵蚕、蝉蜕各 9 克，葱白 6 克。

【制用法】　捣研贴患处。

【功　效】　熄风止痉，化痰散结，定惊解痉。适用于破伤风。

方五

【配　方】　柞蚕、蝉蜕各 30 克。

【制用法】　将柞蚕、蝉蜕洗净焙干，共研成末。每日 3 次，每次 3~5 克，用白开水送服。

【功　效】　生津止渴，疏散风热，熄风止痉。适用于破伤风。

方六

【配　方】　蛴螬适量。

【制用法】　用手指将虫背倒放，虫自然吐出黄水，将黄水搽于伤口上，伤口麻木，身上汗出。如病重的，将虫吐的黄水滴入酒中，

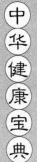

把酒炖热内服，出汗。如急用可剪去尾，黄水自出。牙关紧闭者，可用汁水搽牙。

【功　效】破血，行瘀，散结。适用于破伤风。

方七

【配　方】玉竹草（又名哨子草）30克，五爪风（又名蛇含草）、车前草各20克，蜈蚣10克。

【制用法】每日1剂，煎水频频饮用。

【功　效】解毒，祛风，镇痉。适用于破伤风。

方八

【配　方】柞蚕1只，地肤子3克，麝香末少许。

【制用法】将柞蚕、地肤子共焙黄研末，加入麝香末（少许），混合研匀，用黄酒送服。

【功　效】清热利湿，祛风止痒。适用于破伤风。

方九

【配　方】南星12克，天麻、全蝎、僵蚕、蝉蜕各9克，蜈蚣3条，朱砂（研，冲）4克。

【制用法】煎服法，每日1剂。

【功　效】燥湿化痰，祛风止痉，散结消肿，平抑肝阳。适用于破伤风。

流行性腮腺炎

方一

【配　方】青鱼胆适量。

【制用法】将鱼胆加热焙干，研碎过筛成为极细粉末。用笔管将粉吹入咽喉部。

【功　效】消肿，散结。适用于流行性腮腺炎。

方二

【配　方】陈醋、大蒜（去皮）各等份。

【制用法】将醋与蒜共捣成糊。敷于患处，每日1～3次，现捣现敷，直至炎症消退。

【功　效】消积解毒。适用于流行性腮腺炎及一般痈肿。

方三

【配　方】赤小豆 70 粒，鸡蛋清 1 份。

【制用法】将赤小豆捣碎为末，用鸡蛋清调和成糊状。敷于患处。

【功　效】清热，解毒。适用于流行性腮腺炎之肿痛。

方四

【配　方】胡椒粉 1 克，白面 8 克。

【制用法】以温水共调成糊状，涂纱布上。敷患处，每日更换 1 次，连用数日可愈。

【功　效】消积，解毒。适用于流行性腮腺炎之红肿。

方五

【配　方】白菜根疙瘩 2 个。

【制用法】1 个煎水内服，1 个捣烂外敷，每日更换 1 次。

【功　效】清热，化瘀。适用于小儿腮腺炎。

方六

【配　方】绿豆、白菜心各适量。

【制用法】先将绿豆洗净，加水适量煮得稀烂，然后将白菜心放入，再煮 20 分钟即成。每日分 2 次食用，连吃 4~5 天。

【功　效】清热解毒。适用于小儿腮腺炎。

方七

【配　方】新鲜白头蚯蚓 6 条，白糖适量。

【制用法】将蚯蚓弃去泥土（切勿用水冲洗），放于碗中，加白糖搅拌，约半小时即成糊状。用纱布蘸其浸液贴敷患处。3~4 小时换药 1 次，换药前用盐水洗净患处。

【功　效】清热解毒，退热止痛。适用于小儿腮腺炎之高热、肿势较重。

淋巴结核、慢性淋巴结炎

方一

【配　方】蜂房适量，食醋少许。

【制用法】先将蜂房烧灰存性研末，再调食醋涂抹患处。

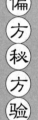

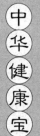

【功　效】　消肿散结。适用于颈淋巴结结核。

方二

【配　方】　大蜈蚣1条，鸡蛋1个。

【制用法】　将蜈蚣于瓦上焙干，研为细末。鸡蛋打一小孔，装入蜈蚣粉末，封闭小孔，放入有盖茶杯内蒸熟。每晚食用1个。

【功　效】　清热解毒，定惊止痛。适用于颈淋巴结结核。

方三

【配　方】　甘草、蜂蜜各适量。

【制用法】　每次取适量甘草粉碎，加蜂蜜调成糊状。涂在淋巴结核疙瘩上，并用纱布包好，每2天更换1次，几周后疙瘩自消。

【功　效】　和中缓急，清热解毒。适用于颈淋巴结结核。

方四

【配　方】　鲜泽漆40克（干品减半），土茯苓、黄精各30克，连翘、山楂各15克，枳壳12克，甘草3克。

【制用法】　诸药纳陶罐内，清水浸泡1小时，煮沸10分钟，取汁150毫升，煎3次，将药液混匀，分3次温服，每日1剂，连服1~2个月，一般可愈，不愈再服。服药期间加强营养。

【功　效】　解毒散结，行气和胃。适用于颈淋巴结结核。

方五

【配　方】　海带、夏枯草各30克，海蒿子、白芥子各15克。

【制用法】　加水共煎煮。每日饮用2次。

【功　效】　软坚散结，清热利水。适用于颈淋巴结肿大。

方六

【配　方】　鱼鳔50克，香油适量。

【制用法】　将鱼鳔切成丝，用香油炸焦趁热吃。连吃10~20天见效。

【功　效】　消肿，化瘀。适用于淋巴结核。

方七

【配　方】　糯米500克，二丑30~60克，壁茧（土名为墙上蜘蛛，在壁上制白色扁圆形卵茧，故称"壁茧"）若干个。

【制用法】　糯米炒黄，壁茧、二丑在米烫时放入，待米凉后，一同加工成粉。每次用粉13克煮糊糊吃，每日2次，服完上药为1疗程。轻者1疗程即愈，重者可继续用1疗程。

【功　效】　清热，利水，散结。适用于淋巴结核。

方八

【配　方】　鲜蜗牛 100 克（干品减半），瘦猪肉 150 克，盐、酱油各少许。

【制用法】　蜗牛洗净，用沸水烫死，以针挑出蜗牛肉，再洗，然后同猪肉共炖。饮汤食肉。

【功　效】　养阴清热，消肿解毒。适用于淋巴结核，慢性淋巴结炎。

方九

【配　方】　蛤粉 20 克，海蒿子、牡蛎各 25 克，夏枯草 30 克。

【制用法】　共煎汤。每日早晚分服。

【功　效】　软坚散肿。适用于淋巴结核，甲状腺肿大。

方十

【配　方】　鲜荔枝 10 枚。

【制用法】　将荔枝洗净，捣烂如泥。外敷患处，每日更换 1 次。

【功　效】　生津益血，理气止痛。适用于淋巴结核，赤肿疔毒及小儿疹疮。

甲状腺肿大（瘿瘤）

方一

【配　方】　荸荠 500 克，猪靥肉（猪咽喉旁的靥肉）1 副。

【制用法】　共煮烂熟。分 2 次食。

【功　效】　软坚散结。适用于甲状腺肿大。

方二

【配　方】　绿豆、红糖各 60 克，海带、大米各 30 克，陈皮 6 克。

【制用法】　将海带泡软洗净切丝；铝锅内加清水，入大米、绿豆、海带、陈皮，煮至绿豆开花，放入红糖溶匀。服食。

【功　效】　清凉解毒，消肿软坚。适用于甲状腺肿大，青春期甲亢。

方三

【配　方】　紫菜 15 克，白萝卜 250 克，陈皮 5 克。

【制用法】　将上述 3 味切碎，加水共煎煮半小时，临出锅前加盐少许调味。可吃可饮，每日 2 次。

【功　效】　理气调中，破积解滞。适用于甲状腺肿大及淋巴坚肿。

方四

【配　方】　紫菜20克。

【制用法】　加调料冲汤。每日2次，连续用1个月。

【功　效】　散结软坚。适用于甲状腺肿大，淋巴结核及各种坚硬肿块。

方五

【配　方】　青柿子（未成熟者）1000克，蜂蜜适量。

【制用法】　将柿子洗净，去柄，切碎，捣烂，以纱布挤压取汁；将柿汁放在锅中煮沸，改用文火煎熬成浓稠膏状，加入蜂蜜1倍，搅匀，再煎如蜜，停火待冷，装瓶备用。每次1汤匙，以沸水冲溶饮用，每日2次。

【功　效】　清热，消肿。适用于地方性甲状腺肿和甲状腺功能亢进症。

方六

【配　方】　鲜山药1块，蓖麻子仁3粒。

【制用法】　洗净后，同捣烂和匀。贴敷于患部，每日更换2次。

【功　效】　消瘿化瘰。适用于甲状腺肿大及瘰疬赤肿硬痛。

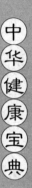

乳腺炎（乳痈）

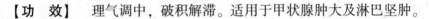

方一

【配　方】　橘核（略炒）15克。

【制用法】　黄酒煎，去渣服。不能饮酒者以水煎，少加黄酒温服也可。

【功　效】　理气，散结，止痛。适用于乳痈初起，红肿未破。

方二

【配　方】　山慈菇3克。

【制用法】　研末，每天服3克，温开水送服。

【功　效】　清热解毒，散结。适用于乳痈初起红肿、疼痛。

方三

【配　方】　紫花地丁 30 克。

【制用法】　去皮为末，分 3 次，黄酒冲服，1 日服完。

【功　效】　清热解毒。适用于乳痈初起。

方四

【配　方】　生蒲黄 9 克。

【制用法】　开水冲服，1 日 2 次。

【功　效】　散瘀消肿。适用于乳痈初起。

方五

【配　方】　瓜蒌 1 个（重 90~120 克）。

【制用法】　水煎顿服，汗出即愈，并用毛巾浸热水或药渣热敷。

【功　效】　清热散结，消肿。适用于乳痈红肿、疼痛。

方六

【配　方】　白凤仙草 1 棵。

【制用法】　切去根，水煎成 2 茶杯，早晚空腹服，每服 1 茶杯。同时将根
　　　　　　水煎，洗患处。

【功　效】　活血消肿，止痛。适用于乳痈红肿、疼痛。

方七

【配　方】　鲜蒲公英 60~120 克。

【制用法】　水煎服。1 日服 3 次。另取鲜蒲公英 1 把，洗净，加醋或酒少
　　　　　　许，同捣烂外敷，干则再换。忌食刺激性食物。

【功　效】　清热解毒。适用于急性乳腺炎。

阑尾炎

方一

【配　方】　葫芦籽、大血藤、繁缕各 50 克。

【制用法】　水煎。分早晚 2 次服。

【功　效】　润肠消炎。适用于阑尾炎。

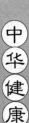

方二

【配　方】蒲公英、败酱草、忍冬藤各30克，红花、桃仁、丹参、乌药、赤芍各10克，生薏苡仁、茯苓各20克，木香、甘草各6克。

【制用法】每日1剂，水煎，分2~3次口服。

【功　效】活血行气，清热解毒。适用于阑尾炎。

方三

【配　方】鲜苦菜60~120克。

【制用法】水煎服。每日1剂。

【功　效】清热解毒，利水凉血。适用于化脓性阑尾炎。

方四

【配　方】鲜菊花60克，黄酒1小杯。

【制用法】将菊花洗净，捣烂取汁，兑入黄酒饮服。每日2剂。

【功　效】清热祛风，解毒消肿。适用于急性阑尾炎。

方五

【配　方】巴豆、朱砂各0.5~1.5克。

【制用法】研细混匀，置膏药上，贴于阑尾穴，外用绷带固定。24~36小时检查所贴部位，皮肤应发红或起小水泡。若无此现象可更换新药。

【功　效】疗疮退肿，清热安神。适用于急性阑尾炎。

方六

【配　方】紫花地丁、火麻仁各30克，黑芝麻15克，松子仁10克。

【制用法】将前2味加水煎汤，去渣，加入黑芝麻、松子仁煮熟服食。服后若见通便放屁，则有效。每日1剂。

【功　效】清热解毒，润肠通便。适用于急性阑尾炎初期。

方七

【配　方】金银花、蒲公英各30克，赤小豆100克。

【制用法】将前2味煎汤，去渣，加入洗净的赤小豆煮熟服食。每日1剂，3次分服。

【功　效】清热解毒，利湿排脓。适用于急性阑尾炎初期。症见腹部及右下腹疼痛，局部压痛或轻度反跳痛，伴有恶心，呕吐，发热等。

方八

【配　方】　金银花30克，绿豆60克，粳米100克。

【制用法】　将金银花加水煎取浓汁，兑入已熟的绿豆、粳米粥内，再煮一二沸即成。每日1剂，2次分服。

【功　效】　清热解毒，利湿排脓。适用于急性阑尾炎溃脓期。症见脓疡溃破，腹痛加剧，腹肌硬痛，高热烦躁等。

方九

【配　方】　鱼腥草、马齿苋、败酱草、蒲公英、海带各30克，荸荠50克。

【制用法】　将海带泡发，洗净切丝；荸荠洗净，去皮切片，备用。将鱼腥草、马齿苋、败酱草、蒲公英加水煎汤，去渣，加入海带丝、荸荠片，稍煮，代茶饮用。每日1剂。

【功　效】　清热解毒，活血化瘀。适用于急性阑尾炎化脓期。症见右下腹疼痛加剧，呕吐频作，便秘，尿黄，局部压痛，反跳痛加剧等。

方十

【配　方】　薏米仁60~100克。

【制用法】　按常法煮粥服食。每日1剂。

【功　效】　健脾利湿，清热排脓。适用于急性阑尾炎恢复期，慢性阑尾炎。

阴囊、阴茎肿痛

方一

【配　方】　茄子1个，茄根、叶各适量。

【制用法】　共煎水。熏洗，每日2或3次。

【功　效】　清热除湿。适用于阴囊奇痒不止。

方二

【配　方】　鸡蛋1个。

【制用法】　将鸡蛋煮熟，去皮及蛋白，留蛋黄放在铝勺内，以文火煎至出油。每日以此油涂搽患处2次，7日可愈。

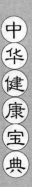

【功　效】　清热解毒。适用于阴囊湿痒及烧灼伤。

方三

【配　方】　橄榄核（即青果核）、荔枝核、山楂核各等份，小茴香20克。

【制用法】　将3种核烧灰存性，研成细末；小茴香加水煮汤，用汤送服核末。每日早晨空腹服10克，连服5天。

【功　效】　顺气，消肿，止痛。适用于阴囊肿胀疼痛。

方四

【配　方】　黄酒120克，白酒60克，大蒜适量。

【制用法】　大蒜去皮洗净，与黄酒、白酒同放在碗内蒸熟。每日分3次服完。

【功　效】　祛寒活络，消肿解毒。适用于阴囊肿大。

方五

【配　方】　葱白液（即葱叶内带黏性的汁液）。

【制用法】　选用新葱叶剖开，用内有黏液的一面包扎阴茎2小时，4小时后即愈。

【功　效】　润燥，消肿。适用于阴茎肿大。

方六

【配　方】　老生姜（选肥大者）适量。

【制用法】　将姜洗净切片。每次用8～10片外敷于患侧阴囊，以纱布将阴囊兜起，每日更换1次。

【功　效】　解毒消炎。适用于急性睾丸炎。

【备　注】　阴囊局部有创面或睾丸有溃脓者禁用。

方七

【配　方】　黑胡椒3粒，白面1撮。

【制用法】　将黑胡椒捣烂，用白面调成糊状，摊抹在布上。贴在会阴处以胶布固定，一贴即愈。

【功　效】　温中下气，除寒湿。适用于急性睾丸炎。

方八

【配　方】　橘核、大枣（去核）各适量。

【制用法】　每1个枣内包6个橘核，放在炉边焙干为末。每次服9克，早晚空腹服，黄酒送下。

【功　效】　消坚破滞。适用于睾丸大小不同，睾丸肿痛、偏坠等。

【备　注】　橘核炒香研末，小茴香炒后研末，等份混合，每次 5~10 克，于临睡前以热黄酒送下，有同等功效。

方九
【配　方】　干荔枝（带核）30 克，小茴香 20 克。
【制用法】　上 2 味以文火略炒，共研细末。分 3 次服，每晚临睡前用热黄酒调服 1 次。
【功　效】　消结化滞。适用于睾丸鞘膜积液。

方十
【配　方】　韭菜籽、小茴香各 30 克。
【制用法】　共研细末，以蜂蜜少许调为丸。每丸 9 克，早晚各服 1 丸。
【功　效】　温补肾气，驱散寒邪。适用于睾丸冷痛症。

丹　毒

方一
【配　方】　绿豆 25 克，大黄 10 克，生薄荷汁、蜂蜜各少许。
【制用法】　将绿豆、大黄捣研为末，用薄荷汁、蜂蜜调成糊状，涂敷患处。每日 2~3 次。
【功　效】　清热泻火，解毒消肿。适用于小儿丹毒。

方二
【配　方】　金银花 20 克，玄参 15 克，当归 10 克，甘草 6 克。
【制用法】　每日 1 剂，水煎服。
【功　效】　滋阴凉血，清热解毒。适用于丹毒。

方三
【配　方】　活红蚯蚓 20 条，金银花 20 克，红糖适量。
【制用法】　用水将红蚯蚓洗净，放入小盆里，再将红糖放入搅拌，待化成水后即成。金银花加水煎。用时先以金银花水洗净患部，再用棉球蘸上红糖蚯蚓水涂擦患部，每日数次。
【功　效】　散寒祛风，活血消肿。适用于丹毒。

方四

【配　方】　绿豆15克，生姜30克。

【制用法】　将绿豆洗净，用清水浸软，生姜洗净切碎，共捣烂如泥，调匀后涂敷患处。每日1次。

【功　效】　清热解毒，祛湿消肿。适用于丹毒。

方五

【配　方】　黄柏、薏苡、萆薢、土茯苓、蒲公英、野菊花各30克，牡丹皮、赤芍各15克，川牛膝、苍术各12克。

【制用法】　每日1剂，7日为1疗程。同时取败酱草60克，生大黄、黄连、地榆各30克，冰片、乳香、没药各15克，共研极细末，用凡士林膏调敷患处。

【功　效】　清热燥湿，养血活血。适用于丹毒。

方六

【配　方】　金银花12克，赤芍、连翘、山栀各9克，黄芩、竹叶各6克，荆芥3克，枳实、大黄各4.5克，薄荷（后下）2.4克。

【制用法】　每日1剂，水煎服。

【功　效】　疏风解毒，凉血通腑。适用于丹毒。

方七

【配　方】　鲜金银花50~100克。

【制用法】　将金银花洗净，捣烂如泥，外敷患处，每日1~2次。

【功　效】　清热解毒。适用于丹毒。

方八

【配　方】　赤小豆30克，鸡蛋2个。

【制用法】　将赤小豆捣研为末，用鸡蛋清调匀，涂敷患处。每日2次，连续用药以愈为度。

【功　效】　清热解毒，消肿止痛。适用于丹毒。

方九

【配　方】　豆豉、香油各适量。

【制用法】　将豆豉炒焦，研为细末，用香油调匀。涂敷患处。每日2次。

【功　效】　清热解毒，润燥消肿。适用于丹毒作痒难忍。

方十

【配　方】　鲜地耳（又名地木耳、地见皮）适量。

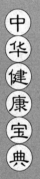

【制用法】 将地耳洗净，捣烂取汁涂于患部，干则再涂（疮口已溃烂者勿用）。

【功　效】 清热解毒，凉血明目。适用于丹毒，皮疹赤热。

方十一
【配　方】 山药藤（干品）60~90克。

【制用法】 将山药藤洗净切碎，加水煎汤，外洗患处。每日2次。亦可取鲜品捣烂后外敷患处。

【功　效】 利湿消肿。适用于丹毒，皮肤湿疹。

结石症

方一
【配　方】 鲜葫芦、蜂蜜各适量。

【制用法】 将葫芦捣烂绞取汁，调以蜂蜜。每服半杯或1杯，每日2次。

【功　效】 利尿排石。适用于尿道结石。

方二
【配　方】 黄鱼耳石（即黄花鱼的鱼脑石）、甘草各适量。

【制用法】 将黄鱼耳石研碎成末。每服5克，每日3次，甘草煎汤送服。

【功　效】 下石淋，利水。适用于肾结石，膀胱结石，胆结石。

方三
【配　方】 鲜杨桃5个，蜂蜜适量。

【制用法】 将阳桃切成块，加清水3碗煎至1碗，冲入蜂蜜适量。饮用。

【功　效】 清热，解毒，利尿。适用于膀胱结石及膀胱炎。

方四
【配　方】 黄芪、金钱草各30克，熟地20克，山萸肉、菟丝子、石韦各15克，炒鸡内金（研冲）、冬葵子、怀牛膝各9克，肉桂6克。

【制用法】 每日1剂，上药加水1000毫升，煎成150毫升，早晨空腹顿服。

【功　效】 补肾益气，排石通淋。适用于泌尿系统结石。

偏方秘方验方集萃

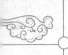

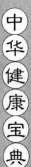

方五

【配　方】 金钱草30克，生地榆20克，生首乌、海金沙、滑石、红藤各15克，生大黄（后下）、炙没药、杜仲各10克。

【制用法】 每日1~2剂，水煎服。服药期间多饮水。

【功　效】 通淋排石，活血化瘀。适用于泌尿系统结石。

方六

【配　方】 金钱草30~60克，黄芪、牛膝各30克，路路通20克，当归、石韦、三棱、莪术各15克，桃仁、红花各12克，甘草梢10克，木通、鸡内金、海金砂各6克。

【制用法】 水煎，每日1剂，早晚分服。每次服药半小时后做跳跃活动15分钟。

【功　效】 益气扶正，清热利湿，攻坚排石。适用于泌尿系统结石。

方七

【配　方】 核桃仁、冰糖、香油各120克。

【制用法】 将核桃仁用香油炸酥，捞出，然后和冰糖共研细，再以香油调为糊状，此为1剂。成人早晚分2次服完；儿童分3天，每天3次。

【功　效】 溶解结石。适用于泌尿系统结石，对其他结石也有疗效。

方八

【配　方】 鸡内金1个。

【制用法】 将鸡内金晒干，捣碎，研末，白水送服。每日早晚各1次，可连续服用。

【功　效】 化石通淋。适用于尿路结石、胆结石，对小便淋沥、尿道刺痛亦有疗效。

偏方秘方验方集萃

第三章

妇科

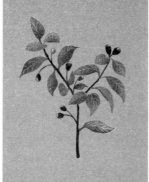

中医妇科是指运用中医学理论研究妇女生理、病理特点和防治妇女特有疾病的一门临床学科，常见的疾病有月经经期不规律、月经提前、月经滞后、白带异常、盆腔炎、阴道炎、卵巢囊肿、功能性子宫出血、宫颈炎、宫颈糜烂、子宫肌瘤等。中医妇科主要通过望、闻、问、切四种基本诊法进行诊断，必要时需要配合妇科检查和化验。

月经经期无规律

方一

【配　　方】　芹菜 250 克，益母草 50 克，鸡蛋 1 个，调料适量。

【制用法】　将芹菜、益母草洗净切碎，鸡蛋洗净，共置锅内，加水同煮，鸡蛋熟后去壳再入锅煮 10 分钟，调味，吃蛋喝汤。每日 1 剂。

【功　　效】　平肝祛风，养血调经。适用于月经先后不定期。

方二

【配　　方】　月季花 15 克，红糖 100 克，甜酒 2 匙。

【制用法】　将月季花加水煎汤，去渣，调入红糖、甜酒服用。每日 1 剂。

【功　　效】　活血，养血，调经。适用于月经先后不定期。

方三

【配　　方】　月季花 30 克（鲜品 60 克），蒲黄 12 克，米酒 300 毫升。

【制用法】　将上 3 味放入砂锅内，加水 250 毫升，文火煎沸 30 分钟，滤取药液即成。每日 1 剂，2 次分服，于月经来潮前连服 3 日。

【功　　效】　疏肝解郁，芳香醒脾，调经。适用于肝郁所致的月经先后不定期。

方四

【配　　方】　月季花 50 克，香附 10 克，粳米 60 克。

【制用法】　将月季花焙干研末，香附酒炒研末，调入煮熟的粳米粥内，再煮一二沸即成。每日 1 剂，2 次分服。

【功　　效】　理气解郁，活血调经，止痛。适用于肝郁所致的月经先后不定期。

方五

【配　方】　青皮、小茴香各 30 克，黄酒 500 毫升。

【制用法】　将青皮、小茴香浸入黄酒内，密封贮存，每日摇荡 1 次，3~5 日即成。每服 15~30 毫升，每日 2 次。

【功　效】　疏肝理气，调经。适用于肝郁所致的月经先后不定期。症见经色正常，无块，行而不畅，乳房及小腹胀痛，连及两胁，胸闷，喜叹息等。

方六

【配　方】　核桃仁、黑芝麻、黑豆、山药各 250 克，白糖适量。

【制用法】　将核桃仁捣碎研末，黑芝麻、黑豆、山药分别炒熟研末，混匀后装瓶备用。每取 30~50 克，加白糖适量，用开水冲服，每日 2 次。

【功　效】　补肾益精，调理冲任。适用于肾虚，冲任不调所致的月经先后不定期。症见月经量少，色淡，质清稀，面色晦暗，头晕目眩，耳鸣，记忆力减退，腰膝酸软，小腹空痛，遇寒则甚，大便不实或溏薄等。

月经提前

方一

【配　方】　黑豆 30 克，党参 9 克，红糖适量。

【制用法】　将黑豆、党参洗净，放入砂锅内，加水煎沸 1 小时，去党参，调入红糖即成。每日 1 剂，连服 5~7 日。

【功　效】　益气健脾，固摄升提。适用于气虚所致的月经先期。

方二

【配　方】　荸荠 500 克，芹菜 250 克，白糖适量。

【制用法】　将荸荠洗净去皮，芹菜洗净，共切碎捣烂，用干净纱布绞取其汁，调入白糖饮服。每日 1 剂，连服 4~5 日。

【功　效】　清热凉血，调经止带。适用于血热所致的月经先期。

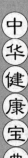

方三

【配 方】 鲜芦根 100 克，鲜芦笋、瘦猪肉各 50 克，调料适量。

【制用法】 先将芦根洗净切段，加水煎汤去渣，加入芦笋（切成小段），猪肉（切块），再煮至熟烂，调味服食。每日 1 剂。

【功 效】 清热凉血，除烦止渴。适用于血热所致的月经先期。

方四

【配 方】 香橼 1 个，金橘 5 个，冰糖适量。

【制用法】 将香橼洗净，连皮切片，金橘去皮切碎，共置锅内，加水煎汤，调入冰糖令溶，代茶饮用。每日 1 剂。

【功 效】 平肝解郁，理气化瘀。适用于肝郁所致的月经先期。

方五

【配 方】 山楂肉 9 克，青皮 6 克，白糖 30 克。

【制用法】 将上 3 味放入杯中，用沸水冲泡，代茶饮用。于月经来潮前每日 1 剂，连服 3~4 剂。

【功 效】 疏肝行气，化瘀止痛。适用于肝郁所致的月经先期。

方六

【配 方】 玫瑰花 10 克，茉莉花 5 克，槐花、橘络各 3 克，冰糖 15 克。

【制用法】 将上药放入杯中，用沸水冲泡，代茶饮用。每日 1 剂，于月经来潮前 5 日开始服用。

【功 效】 平肝解郁。适用于肝郁所致的月经先期。症见月经量多，色正常，胸部、两胁及小腹胀痛，心烦，时有潮热；如郁久生热，则可见心烦潮热，唇红口干，月经色红量多等。

方七

【配 方】 龙眼干、枸杞子各 30 克，沙参 35 克，粳米 100 克。

【制用法】 按常法煮粥服食。每日 1 剂，连服 5~7 日。

【功 效】 滋阴清热，养血调经。适用于阴虚血热所致的月经先期。症见月经量少，色红或紫，心烦口干，五心烦热等。

方八

【配 方】 黄柏 10 克，青蒿、茯苓各 6 克，白芍、丹皮各 9 克，生地、生地榆、仙鹤草各 30 克，地骨皮 12 克，茜草 15 克。

【制用法】 水煎服。

【功 效】 利水渗湿，养血调经。适用于月经先期，量多，色红，质黏稠，面赤口渴，便干溲黄，脉数。

方九

【配　方】 薄荷3克，柴胡、白术、茯苓、栀子各1.5克，白芍、当归、
丹皮各6克，甘草7克，生姜3片。

【制用法】 水煎服。

【功　效】 补血活血，调经止痛。适用于少女经期提前，经来不顺，肚
痛或经血结块。

月经滞后

方一

【配　方】 生山楂肉50克，红糖40克。

【制用法】 山楂水煎去滓，冲入红糖，热饮。非妊娠者多服几次，经血
亦可自下。

【功　效】 活血调经。适用于月经错后。

方二

【配　方】 香附12克，川芎6克，红糖20克。

【制用法】 将前2味共制粗末，与红糖一同放入杯中，用沸水冲泡，代茶
饮用。每日1剂。

【功　效】 理气解郁，活血调经。适用于气滞型月经后期。

方三

【配　方】 鲜橘叶20克，苏梗10克，红糖15克。

【制用法】 将上3味放入杯中，用沸水冲泡，代茶饮用。每日1剂。

【功　效】 舒肝解郁，理气止痛。适用于气滞型月经后期。

方四

【配　方】 陈皮10克，益母草15克。

【制用法】 将上2味共制粗末，放入杯中，用沸水冲泡，代茶饮用。每日1剂。

【功　效】 理气健脾，活血调经。适用于气滞型月经后期。症见月经后
期，色紫红而量少，小腹胀痛，精神郁闷，胸痞不舒等。

方五

【配　方】 牛肚150克，胡椒、生姜各5克，桂皮3克，精盐少许。

【制用法】 按常法煮汤服食。每日1剂。

【功　效】　温经散寒。适用于虚寒型月经后期。

方六

【配　方】　艾叶9克，醋香附15克，淡干姜6克。

【制用法】　将上3味共制粗末，放入杯中，用沸水冲泡，代茶饮用。每日1剂。

【功　效】　温经散寒，行气调经。适用于虚寒型月经后期。

方七

【配　方】　当归20克，黑豆30克，生姜5克，牛肉100克，调料适量。

【制用法】　将牛肉洗净切块，与当归、黑豆、生姜共置砂锅内，加水煎1小时，拣出当归不用，调味服食。每日1剂。

【功　效】　温中散寒，补血调经。适用于虚寒型月经后期。症见经行延后，量少色暗，小腹冷痛，喜热喜按，面色青白，畏寒肢冷，腰酸乏力，小便清长，大便稀溏等。

方八

【配　方】　丹参150克。

【制用法】　将丹参研为细末，每服10克，每日2次，用黄酒送服。

【功　效】　活血祛瘀，调经止痛。适用于血瘀型月经后期。

方九

【配　方】　当归10克，红糖30克。

【制用法】　将当归制为粗末，与红糖一同放入保温杯中，冲入沸水，加盖焖30分钟，代茶饮用。每日1剂。

【功　效】　补血，活血，调经。适用于血虚型月经后期。症见月经后期，量少色淡，伴小腹隐隐作痛，面色萎黄，头晕心悸等。

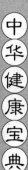

经期延长

方一

【配　方】　莲房60克。

【制用法】　将莲房烧存性，研为细末，每次服6克，每日2次，用温开水送服。

【功　效】　消瘀，止血。适用于经期延长。

方二

【配　方】　艾叶25克，老母鸡1只，白酒、调料各适量。

【制用法】　将老母鸡宰杀，去毛及内脏，洗净切块，与艾叶、白酒、调料共置锅内，加水炖至烂熟即成。佐餐食用。

【功　效】　温经益气，止血。适用于气虚所致的经期延长。

方三

【配　方】　人参5~10克，升麻3克，粳米30克。

【制用法】　将人参切片，与升麻一同加水煎取浓汁，兑入粳米粥内，再煮沸即成。每日1剂，连服7日。

【功　效】　补气益血，调经。适用于气虚所致的经期延长。症见神疲乏力，心悸少寐，纳少便溏等。

方四

【配　方】　鲜侧柏叶500克，粳米100克，红糖30克。

【制用法】　将侧柏叶洗净，捣烂取汁，兑入粳米粥内，再煮数沸，调入红糖即成。每日1剂，2次分服，连服7日。

【功　效】　凉血，止血。适用于血热所致的经期延长。症见咽干口燥，手足心热，二颧潮红等。

月经量多

方一

【配　方】　黄芪、白术、生地、煅龙骨、煅牡蛎各30克，白芍、茜草各15克，海螵蛸、川断各20克。

【制用法】　水煎服，每日1剂，分2次服。3个月为1疗程。

【功　效】　益气固冲，收敛止血。适用于月经过多，过期不止或不时漏下。

方二

【配　方】　鲤鱼500克，黄酒250毫升。

【制用法】　将鲤鱼开膛去杂物，洗净，用刀将鱼肉切片，放入锅内，倒入黄酒煮吃。鱼骨焙干研成细末，早晨用黄酒冲服。

【功　效】　温中理气。适用于经血过多且10天以上不净。

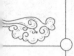

方三

【配　方】　陈高粱根（隔一年的）2 个。

【制用法】　将陈高粱根洗净。煎水饮用。

【功　效】　养血调经。适用于经血过多且 10 天以上不净。

方四

【配　方】　艾叶 25 克，老母鸡 1 只，白酒 125 毫升。

【制用法】　先将鸡开膛去肠及杂物，切块，锅内加水 1 大碗，下鸡、艾叶和酒共炖，烧开后改用文火煨熟。食肉饮汤，日用 2 次。

【功　效】　补中益气，温经散寒，止痛止血。适用于月经来时点滴不断，日久身体虚弱。

方五

【配　方】　黑木耳、红糖各适量。

【制用法】　将黑木耳焙干研末，以红糖水送服，每次 3~6 克，每日 2 次。

【功　效】　活血散瘀，凉血止血。适用于月经量多，淋漓不止，赤白带下。

方六

【配　方】　鲜蛎黄（牡蛎肉）250 克，鸡汤、瘦猪肉汤各适量，食盐、味精各少许。

【制用法】　将鲜蛎黄放入锅内，加鸡汤、瘦猪肉汤适量，煮沸，调以盐及味精即成。吃肉饮汤。

【功　效】　滋阴养血。适用于经血过多，崩漏等。

方七

【配　方】　荸荠 300 克，米酒少许。

【制用法】　将荸荠洗净去皮，捣烂取汁，兑入米酒饮服。每日 1 剂。

【功　效】　清热，凉血。适用于血热所致的月经量多。

方八

【配　方】　蚕豆花 50 克，槐花 30 克。

【制用法】　将上 2 味研为细末，混匀，每服 6 克，每日 3 次，用温开水送服。

【功　效】　清热凉血，止血。适用于血热所致的月经量多。

方九

【配　方】　地榆 120 克。

【制用法】　将地榆研为细末，每次服 6 克，每日 2 次，用甜酒送服。

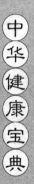

中华健康宝典

【功　效】　清热凉血，止血。适用于血热所致的月经量多。

方十

【配　方】　荷花6克，绿茶3克。

【制用法】　将上2味放入杯中，用沸水冲泡，代茶饮用。每日1剂。

【功　效】　清热祛湿，活血止血。适用于血瘀所致的月经量多，腹痛，吐血，跌打损伤等。

方十一

【配　方】　莲子30克，茶叶5克，冰糖20克。

【制用法】　将莲子洗净，加水煮熟，趁热倒入装有茶叶的杯中，加入冰糖调匀，候温，代茶饮用。每日1剂。

【功　效】　健脾益肾。适用于气虚所致的月经量多。

方十二

【配　方】　白扁豆60克，大枣9~12枚，红糖适量。

【制用法】　按常法煮汤服食。每日1剂，连服7~10日。

【功　效】　健脾利湿，益气养血。适用于气虚所致的月经量多。症见经血量多，色淡质稀，面色萎黄，头晕乏力，神疲气短等。

月经量少

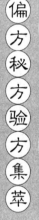

方一

【配　方】　瘦猪肉250克，当归12克，黄芪30克，调料适量。

【制用法】　将猪肉洗净切块，当归、黄芪用干净纱布包好，共置砂锅内，加水煮1小时，去药袋，调味服食。每日1剂。

【功　效】　补气健脾，养血调经。适用于气血亏虚所致的月经量少。

方二

【配　方】　人参6克，枸杞子、熟地黄各20克，大米100克。

【制用法】　将前3味加水煎1小时，滤取药液兑入大米粥内，再煮沸即成。每日1剂，2次分服。

【功　效】　补益气血。适用于气血亏虚所致的月经量少。

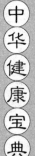

方三

【配　方】　月季花 12 朵，黄酒 120 毫升。

【制用法】　将月季花烧存性，研末，以温黄酒冲服。每日 1 剂，2 次分服。

【功　效】　行气活血。适用于血瘀所致的月经量少。

方四

【配　方】　山楂、佛手、砂仁各 30 克，白酒 500 毫升。

【制用法】　将前 3 味浸入白酒内，密封贮存，7 日后即成。每服 15～30 毫升，每日早晚各 1 次。

【功　效】　活血化瘀，理气止痛。适用于血瘀所致的月经量少。

方五

【配　方】　黑豆 100 克，苏木 10 克，红糖适量。

【制用法】　将黑豆、苏木洗净，共置砂锅内，加水煮至黑豆熟烂，去苏木，调入红糖即成。每日 1 剂，2 次分服。

【功　效】　补肾活血。适用于肾虚所致的月经量少。症见经色鲜红或淡红，腰膝酸软，足跟痛等。

方六

【配　方】　山楂 60 克，红花 15 克，白酒 500 毫升。

【制用法】　将山楂、红花浸入白酒内，密封贮存，7 日后即成。每服 15～30 毫升，每日 2 次。

【功　效】　活血化瘀。适用于血瘀所致的月经量少。症见经来量少，紫黑有块，小腹胀痛拒按，血块排出后疼痛减轻等。

痛　经

方一

【配　方】　丝瓜络 300 克，黄酒 1000 毫升。

【制用法】　将洗净晒干的丝瓜络研为细末，加黄酒搅拌均匀即药成。每次服 30～50 毫升，每日 2 次。

【功　效】　温经通络，活血止痛。适用于痛经。

方二

【配　方】　益母草 500 克，归身、木香、川芎、赤芍各 30 克。

【制用法】　上药研为末，炼蜜为丸服下。

【功　效】　调气活血。适用于痛经。

方三

【配　方】　丹参 100 克，烧酒 500 毫升。

【制用法】　将丹参浸泡于酒内，20 天后即可服用。在月经来潮前适量饮服。

【功　效】　活血祛瘀。适用于行经腹痛。

方四

【配　方】　生姜 15 克，艾叶 10 克，鸡蛋 2 个。

【制用法】　将上 3 味洗净，共置锅内，加水同煮，鸡蛋熟后去壳再入锅煮 3~5 分钟，吃蛋喝汤。每日 1 剂。

【功　效】　温经化湿，理气化瘀。适用于寒湿凝滞型痛经。

方五

【配　方】　桂皮 6 克，山楂肉 9 克，红糖 30 克。

【制用法】　水煎服。每日 1 剂，2 次分服，于月经来潮前温服。

【功　效】　活血化瘀，散寒止痛。适用于寒湿凝滞型痛经。症见经前或经期小腹发冷，按之痛重，经量少，色黑有块，四肢发凉，便溏等。

方六

【配　方】　大黄 3 克。

【制用法】　将大黄研为细末，用温白酒调服。每日 2 剂。

【功　效】　破积行瘀。适用于气滞血瘀、偏于血瘀型痛经。

方七

【配　方】　玫瑰花、月季花各 9 克，红茶 3 克。

【制用法】　将上 3 味放入杯中，用沸水冲泡，代茶饮用。每日 1 剂，于月经来潮前连服 3~5 日。

【功　效】　理气活血，调经止痛。适用于气滞血瘀、偏于气滞型痛经。

方八

【配　方】　橘饼 30~50 克。

【制用法】　将橘饼切碎，用沸水冲泡，饮用，每日 1~2 剂。

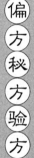

偏方秘方验方集萃

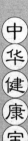

【功　效】　理气和胃，润肺生津。适用于气滞血瘀、偏于气滞型痛经。

方九

【配　方】　荔枝核、香附各 60 克。

【制用法】　将荔枝核、香附各研细末，二者混合均匀，服药时用温黄酒送服，每日 2~3 次，每次 6 克。

【功　效】　理气散寒，调经止痛。适用于气滞血瘀、偏于气滞型痛经。

方十

【配　方】　山楂、葵花籽仁各 50 克，红糖 100 克。

【制用法】　水煎服。每日 1 剂，2 次分服，于经前 3 日开始服用。

【功　效】　活血化瘀，通滞。适用于气滞血瘀、偏于血瘀型痛经。症见经量少，腹痛，经期肿胀疼痛，痛如刀割，拒按，服止痛片不能止，下血块则痛减，色紫黑等。

方十一

【配　方】　山楂 30 克，当归片 15 克，红糖适量。

【制用法】　水煎 2 次，每次用水 300 毫升，煎半小时，2 次混合，去渣，下红糖，继续煎至糖溶。分 2 次服，连服 7 天。

【功　效】　活血行气。适用于气滞血瘀、寒湿凝滞型痛经。症见月经量少，色暗紫，或有瘀块。

方十二

【配　方】　北芪 30 克，乌鸡 300 克，调料少许。

【制用法】　将乌鸡块和北芪洗净后放在大碗内，加水少许蒸熟，加少许调料后即可，每日 1 剂，于月经来潮前连服 3~4 剂。

【功　效】　补脾益气，滋阴养血。适用于气血虚弱型痛经。

方十三

【配　方】　瘦猪肉 150 克，黑豆、鸡血藤各 30 克，精盐少许。

【制用法】　将猪肉洗净切块，黑豆洗净，鸡血藤用干净纱布包好，一同放入砂锅内，加水适量，大火烧沸，改用文火煮 1 小时，拣出药袋，加盐调味服食。每日 1 剂。

【功　效】　养血活血，调经止痛。适用于气血虚弱型痛经。症见经期或经后小腹隐痛，按之痛减，面色苍白，语音低微，身倦乏力，心跳气短，食欲减退，月经量少，色淡质稀等。

方十四

【配　方】　青皮鸭蛋 3 个，姜 25 克，黄酒 250 毫升，白糖 30 克。

【制用法】 将黄酒倒入锅内，鸭蛋破壳打入酒内，下姜片共煎。以白糖调服。

【功　效】 温中散寒，调经止痛。适用于经期胃痛、下腹痛、腰酸、不思饮食。

倒　经

方一

【配　方】 旱莲草 12 克，怀牛膝、焦山栀、淡子芩、焦楂炭、丹参各 9 克，柴胡 3 克，鲜生地 24 克，炒当归、炒赤芍各 6 克，白茅根 15 克。

【制用法】 每日 1 剂，水煎，分 2 次服。

【功　效】 滋肝补肾，凉血止血。适用于妇女倒经。

方二

【配　方】 鲜生地 60 克，鲜藕 2 大节。

【制用法】 将上 2 味洗净，切碎捣烂，取汁饮服。每日 1 剂。

【功　效】 养阴清热，凉血止血。适用于妇女倒经。

方三

【配　方】 炒荆芥炭、生石膏、炒子芩、当归、党参各 10 克，紫丹参、山栀、白茅花各 6 克，橘络、丹皮、白芍、牛膝各 5 克。

【制用法】 每日 1 剂，水煎，分 2 次服。

【功　效】 清热润肺，敛阴养血。适用于妇女倒经。

方四

【配　方】 马兰头（又名田边菊、鸡儿肠）30~60 克，黄酒少许。

【制用法】 将马兰头洗净，加水煎汤，去渣，兑入黄酒饮服。每日 1~2 剂。

【功　效】 清热解毒，凉血止血。适用于妇女倒经。本病为月经来潮前一二天，或正值经行时，出现有规律的吐血或衄血，每伴随月经周期发作，常可导致月经减少或不行，似乎月经倒行逆上，故又称"经行吐衄"。临床表现为月经要来时，感到全身不舒服，心情烦躁，下腹部又胀又坠，直到鼻子出血后，全

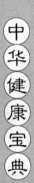

身就舒服，月经也来了。

方五

【配　方】全当归、代赭石、珍珠母各 20 克，生地黄、玄参、黄芪、川牛膝、茜草、赤芍、香附、白茅根、益母草各 15 克，黄芩、川黄连、红花、生甘草各 6 克。

【制用法】在月经来潮前 7 天开始服药，每日 1 剂，水煎服。一般服药 2 个周期即可见效。

【功　效】平肝潜阳，凉血止血。适用于妇女倒经。

方六

【配　方】韭菜汁、童便各 1 杯。

【制用法】将韭菜汁和童便勾兑均匀后服下。每天 1 剂。

【功　效】滋阴降火，下气散血。适用于妇女倒经。

方七

【配　方】百合、玉竹各 9 克，白芨粉 3 克，鸡蛋 1 个。

【制用法】将鸡蛋打入碗内，加入白芨粉搅拌均匀，用百合、玉竹煎液冲服。每日早晚各服 1 剂。

【功　效】养阴润肺，凉血止血。适用于肺肾阴虚所致之妇女倒经。

方八

【配　方】百合、生地、粳米各 30 克。

【制用法】将生地加水煎取汁液，再与洗净的百合、粳米煮粥服食。

【功　效】养阴清热，润肺止咳。适用于肺肾阴虚所致之妇女倒经。

方九

【配　方】麦冬 30 克，粳米 50 克。

【制用法】将上 2 味洗净，加水煮粥服食。每日 2 剂。

【功　效】养阴清热，润肺生津。适用于肺肾阴虚所致之妇女倒经。

方十

【配　方】猪皮 60 克，猪蹄 1 只，大枣 10 枚。

【制用法】按常法煮汤食用。于月经来潮前每日 1 剂，连服 5~10 剂。

【功　效】滋阴润燥，凉血养血。适用于肺肾阴虚所致之妇女倒经。

闭 经

方一
【配　方】　木槿花 30 克，鸡蛋 2 个。

【制用法】　以花煮汤，汤沸打入鸡蛋。吃蛋饮汤。

【功　效】　活血润燥。适用于血瘀经闭，大便秘结。

方二
【配　方】　瘦猪肉 250 克，当归、黄花菜根各 15 克，盐少许。

【制用法】　先煮肉至半熟，下其他各味共煮。吃肉饮汤。

【功　效】　补血活血，调经止痛。适用于血虚经闭，身体虚弱。

方三
【配　方】　黑豆 30 克，红花 6 克，红糖适量。

【制用法】　先将黑豆用清水浸透，再与红花一同入锅，水煎取汁，调入红糖即成。每日 1 剂，2 次分服。

【功　效】　养血活血，化瘀通经。适用于气滞血瘀型闭经。

方四
【配　方】　生山楂肉 30 克，红糖适量。

【制用法】　水煎服。每日 1 剂，连服 5~7 剂。

【功　效】　破气行瘀，消积化滞。适用于气滞血瘀型闭经。

方五
【配　方】　苏铁叶少许。

【制用法】　将苏铁叶晒干，烧存性，制成细末，每服 6 克，黄酒送服，每日分 2 次服用。

【功　效】　活血理气。适用于气滞血瘀型闭经。

方六
【配　方】　荔枝肉 10 克，桂花 30 克，红糖、黄酒各适量。

【制用法】　将前 2 味水煎取汁，调入红糖、黄酒即成。每日 1 剂，2 次分服。

【功　效】　养血活血，化瘀通经。适用于气滞血瘀型闭经。

方七

【配　方】　山楂、炒扁豆各 15 克，薏苡仁 35 克，红糖 20 克。

【制用法】　按常法煮粥服食。每日 1~2 剂。

【功　效】　健脾燥湿，活血通经。适用于寒湿阻滞型闭经。

方八

【配　方】　生姜 15 克，艾叶 10 克，鸡蛋 2 个。

【制用法】　将生姜、艾叶、鸡蛋分别洗净，放在一个锅内加水同煮，待鸡蛋熟后去壳再入锅续煮 6 分钟即可。吃蛋喝汤，每日 1 剂。

【功　效】　温中散寒，祛湿通经。适用于寒湿阻滞型闭经。

方九

【配　方】　山楂 50 克，生姜 10 克，小茴香 6 克，红糖 30 克。

【制用法】　将前 3 味水煎取汁，调入红糖即成。每日 1 剂，2 次分服。

【功　效】　活血通经，散寒止痛。适用于寒湿阻滞型闭经。症见神疲倦怠，形体渐肥，胸脘满闷，食少痰多，带下量多，色白质稠等。

方十

【配　方】　核桃仁 50 克，栗子 60 克，白糖适量。

【制用法】　将栗子炒熟，去壳及皮，与核桃仁一同捣碎研末，加入白糖，用开水冲服。每日 1 剂。

【功　效】　滋补肝肾，益气填精，适用于肝肾阴亏型闭经。症见头晕目涩，腰膝酸软，心烦潮热，四肢麻木，带下量少，阴部干涩，夜寐梦多，甚则形体消瘦，面色萎黄，毛发脱落，性欲淡漠等。

盆腔炎

方一

【配　方】　白果 2 枚，鸡蛋 1 个，精盐少许。

【制用法】　将白果去壳，研为细末，放入碗内，打入鸡蛋，加入精盐及清水适量，上笼蒸熟食用。每日 2 剂。

【功　效】　补脾益气，固涩止带。适用于脾虚型盆腔炎。

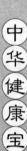

方二

【配　方】　山药、莲子、薏苡仁各 30 克。

【制用法】　按常法煮粥服食。每日 1 剂。

【功　效】　补脾益肾，除湿止带。适用于脾虚型盆腔炎。

方三

【配　方】　山萸肉、白糖各 20 克，粳米 80 克。

【制用法】　按常法煮粥服食。每天 1 剂。

【功　效】　补益肝肾，收敛止带。适用于肾阳虚型盆腔炎。

方四

【配　方】　金樱子 15 克，粳米 100 克。

【制用法】　将金樱子加水煎取浓汁，兑入煮熟的粳米粥内，再煮沸即成。
每日 1 剂，2 次分服。

【功　效】　补肾，固精，止带。适用于肾阳虚型盆腔炎。

方五

【配　方】　熟地黄 30 克，粳米 50 克，陈皮末少许。

【制用法】　将地黄切片，加水煎取浓汁，兑入煮熟的粳米粥内，加入陈
皮末，再煮二三沸即成。每日 1 剂，10 日为 1 个疗程。

【功　效】　滋肾养肝，补血益精。适用于肾阴虚型盆腔炎。

方六

【配　方】　银耳 15 克，冰糖 30 克。

【制用法】　将银耳用清水泡发，去杂洗净，撕成小片，与冰糖一同放入
碗内，上笼蒸 10 分钟即成。每日 1 剂。

【功　效】　滋阴益肾，清热止带。适用于肾阴虚型盆腔炎。症见带下赤
白，质稍黏无臭，阴部灼热，头昏目眩，或面部烘热，五心
烦热，失眠多梦，便艰尿黄等。

方七

【配　方】　冬瓜籽仁、冰糖各 30 克。

【制用法】　将冬瓜籽仁研为细末，与冰糖一同放入碗内，用开水冲服。
每日 2 剂。

【功　效】　益气清热，利湿止带。适用于湿热型盆腔炎。

方八

【配　方】　西瓜、冬瓜各 1000 克。

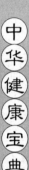

【制用法】 将西瓜和冬瓜洗净切碎，捣烂，取汁混匀后饮服。每天 1 剂。

【功　效】 清热解毒，利尿消肿。适用于湿热型盆腔炎。

方九

【配　方】 鲜马齿苋 120 克，鸡蛋清适量。

【制用法】 将马齿苋洗净捣烂取汁，在汁液中加入鸡蛋清调匀，蒸熟后 1 次服下。每天 1~2 剂。

【功　效】 清热解毒，利湿止带。适用于湿热型盆腔炎。

方十

【配　方】 豆腐皮 90 克，白果仁 9 克，大米 60 克。

【制用法】 按常法煮粥服食。每日 1 剂。

【功　效】 清热解毒，利湿止带。适用于湿热型盆腔炎。症见带下量多，或黄或白，或赤白相间，或五色杂下，质黏腻有臭气，胸闷口腻，食欲缺乏，或小腹作痛，阴痒等。

阴道炎

方一

【配　方】 白萝卜汁、醋各适量。

【制用法】 用醋冲洗阴道，再用白萝卜汁擦洗及填塞阴道。一般 10 次为 1 个疗程。

【功　效】 清热解毒，杀虫。适用于滴虫性阴道炎。

方二

【配　方】 芦荟 6 克，蛇床子、黄柏各 15 克。

【制用法】 以上 3 味药水煎。用时先用棉花洗净阴部，后用线扎棉球蘸药水塞入阴道内，病人仰卧，连用 3 晚，每晚 1 次。

【功　效】 消炎，杀菌，杀虫。适用于滴虫性阴道炎。

方三

【配　方】 桃仁适量。

【制用法】 将桃仁捣碎为膏状，纱布包，塞入阴道。每日 1 换，连续数次。

【功　效】 解毒杀虫。适用于滴虫性阴道炎。

方四

【配 方】 蛤蚧粉 20 克，冰片、雄黄各 5 克。

【制用法】 共研细末，用菜籽油调匀涂阴道壁，每日 1 次。

【功 效】 清热止痛，解毒杀虫。适用于霉菌性阴道炎。

方五

【配 方】 黄精 30 克，苦参、蛇床子、地肤子各 20 克，黄柏、苍术、茜草各 15 克，龙胆草、乌梅各 12 克，花椒 10 克。

【制用法】 上药分别加水 2000 毫升煎 2 次，去滓取汁；混匀后再加热，先熏洗阴部，待温后坐浴，并用消毒纱布浸药液深入阴道内洗出分泌物，每日 3 次，每剂可洗 5~6 次。

【功 效】 清热解毒，祛湿止痒。适用于霉菌性外阴炎、阴道炎。

方六

【配 方】 蛇床子 30 克，黄柏、苦参各 12 克，雄黄、鹤虱各 10 克。

【制用法】 每日 1 剂，加水 2500 毫升煎取溶液 2000 毫升，分 2 次外洗。

【功 效】 清热燥湿，杀虫止痒。适用于老年性阴道炎，滴虫性阴道炎，霉菌性阴道炎，淋菌性阴道炎，外阴尖锐湿疣。

先兆流产

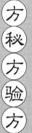

方一

【配 方】 香油 100 毫升，蜂蜜 200 克。

【制用法】 将上述 2 味分别用小火煎煮至沸，晾温，混合调匀。每次饮 1 汤匙，每日 2 次。

【功 效】 补中，润燥，安胎。适用于先兆流产。

方二

【配 方】 党参、白术各 24 克，山药 20 克，熟地、菟丝子各 15 克，旱莲草 30 克，炒杜仲、续断、扁豆各 10 克，炙甘草 3 克。

【制用法】 每日 1 剂，水煎，分 2 次服。

【功 效】 健脾益气，补肾安胎。适用于先兆流产。

方三

【配　方】　陈艾叶 6 克，新鲜鸡蛋 2 个。

【制用法】　适量水煎陈艾叶，沸后，入荷包鸡蛋 2 个，待蛋熟，食其蛋，饮其汤。

【功　效】　止漏安胎，暖宫止血。适用于先兆流产。

方四

【配　方】　白芍、桑寄生各 15 克，甘草 6 克，续断 12 克，生龙牡 30 克。

【制用法】　每日 1 剂，水煎，分 2 次服。

【功　效】　补肝益肾，滋阴养血。适用于先兆流产。

方五

【配　方】　大枣 10 枚，红薯肉丁 30 克，饴糖 1 匙。

【制用法】　按常法煮汤食用。每日 1 剂。

【功　效】　补中益气，养血安胎。适用于气血虚弱型先兆流产。

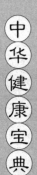

方六

【配　方】　杜仲、党参各 30 克，龟肉 90 克，调料适量。

【制用法】　将龟肉洗净切块，与杜仲、党参共置砂锅内，加水炖 1 小时，拣出杜仲、党参不用，调味服食。每日 1 剂。

【功　效】　益气养血，固肾安胎。适用于气血虚弱型先兆流产。

方七

【配　方】　核桃仁 50 克，粟子 100 克，白糖适量。

【制用法】　将粟子炒熟，剥取其内，与核桃仁共捣碎研末，加入白糖，用开水冲服。每日 1 剂。

【功　效】　固肾安胎。适用于肾虚型先兆流产。

方八

【配　方】　莲子肉 60 克，芋头肉 45 克，糯米 50 克。

【制用法】　按常法煮粥服食。每日 1 剂。

【功　效】　健脾益肾，安胎。适用于肾虚型先兆流产。

方九

【配　方】　莲子 50 克，芡实 30 克，葡萄干 20 克。

【制用法】　按常法煮汤服食。每日 1 剂。

【功　效】　健脾固肾，养血安胎。适用于肾虚型先兆流产。症见孕后少量阴道出血，色淡，小腹隐痛，腰酸耳鸣，尿频等。

中华健康宝典

方十

【配　方】　山楂5克，黄芩2~3克。

【制用法】　将上2味放入杯中，用沸水冲泡，代茶饮用。每日2剂。

【功　效】　清热，安胎。适用于血热型先兆流产。症见孕后阴道少量出血，色鲜红，质稠，心烦口干，便秘尿赤等。

习惯性流产

方一

【配　方】　黄芪30克，鸡蛋2个。

【制用法】　将上2味洗净，加水同煮，鸡蛋熟后去壳再入锅煮15~20分钟，吃蛋喝汤。每日1剂。

【功　效】　滋阴养血，益气固胎。适用于习惯性流产。

方二

【配　方】　白术、熟地各50克，黄芩10克。

【制用法】　水煎服。

【功　效】　健脾益气，补血安胎。适用于习惯性流产。

方三

【配　方】　菟丝子60克，莲子30克。

【制用法】　将上2味共研细末，混匀，每服3克，每日2~3次，用温开水冲服。

【功　效】　补肾益脾。适用于习惯性流产。

方四

【配　方】　桃奴、鸡蛋各7个。

【制用法】　将上2味洗净，共置锅内，加水同煮，鸡蛋熟后去壳再入锅煮5分钟。吃蛋喝汤，1次服下。每日服1剂，可在易发生流产月份之前，加服1剂。

【功　效】　行血安胎。适用于习惯性流产。

方五

【配　方】　艾叶1把，鸡蛋1个。

【制用法】　将艾叶、鸡蛋洗净，共置砂锅内，加水同煮，鸡蛋熟后去壳

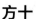

偏方秘方验方集萃

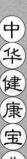
再入锅煮 10 分钟，吃蛋，不喝汤。自受孕后即开始服食，每日 1 剂，连服 10 剂。以后每月定期服 1 剂，改用 2 个鸡蛋，服至足月分娩为止。

【功　效】　养胎，安胎。适用于习惯性流产。

方六

【配　方】　当归 10 克，大枣 15 枚。

【制用法】　水煎服。每日 1 剂。

【功　效】　补中益气，养血。适用于习惯性流产。

方七

【配　方】　党参、炒白术、熟地各 30 克，炒白芍 18 克，山药、桑寄生各 15 克，炒扁豆、山茱萸、炒杜仲、续断、枸杞子各 9 克，炙甘草 3 克。

【制用法】　用水浓煎 2 次，分 2~3 次温服，每日 1 剂。连续服用，须超过以往流产天数半月。

【功　效】　脾肾双补，止痛安胎。适用于习惯性流产。症见腰痛，小腹累坠累痛，脉沉弱无力，舌质淡，或有齿痕，苔薄。

妊娠呕吐

方一

【配　方】　黄连 1.5 克，苏叶 3 克。

【制用法】　将上 2 味放入杯中，用沸水冲泡，代茶饮用。每日 2 剂。

【功　效】　清热燥湿，理气止呕。适用于妊娠呕吐。

方二

【配　方】　半夏 12 克，干姜、黄芩、党参各 10 克，黄连、甘草各 6 克，大枣 4 枚。

【制用法】　每日 1 剂，水煎服，早晚分服。

【功　效】　温胃止呕，补中益气。适用于妊娠呕吐。

方三

【配　方】　鲜芹菜根 10 克，甘草 15 克，鸡蛋 1 个。

【制用法】　芹菜根、甘草先煎汤，水沸后打入鸡蛋冲服。

【功　效】　清热，降逆。适用于怀孕后反胃呕吐。

方四
【配　方】　苏梗6克，陈皮3克，生姜2片，红茶1克。
【制用法】　将上4味放入杯中，用沸水冲泡，代茶饮用。每日1剂。
【功　效】　理气和胃，降逆止呕。适用于肝胃不和所致的妊娠呕吐。

方五
【配　方】　葡萄嫩藤30克，葡萄果朵（蒂把）15克，葡萄须10克。
【制用法】　将上3味水煎取汁，代茶饮用。每日1剂。
【功　效】　清热和胃，降逆止呕。适用于肝胃不和所致的妊娠呕吐。

方六
【配　方】　柚皮、萝卜籽、生姜各15克，白糖适量。
【制用法】　水煎服。每日1~2剂，连服5~7日。
【功　效】　平肝和胃，降逆止呕。适用于肝胃不和所致的妊娠呕吐。症见恶心，呕吐酸水或苦水，胸胁胀痛，精神抑郁，口苦，烦躁等。

方七
【配　方】　山楂20克，桂皮6克，红糖30克。
【制用法】　水煎服，每日2剂，连服3~5日。
【功　效】　温胃散寒，消食导滞。适用于脾胃虚弱所致的妊娠呕吐。

方八
【配　方】　生姜汁1匙，甘蔗汁1杯。
【制用法】　将上2味混匀，加热后温服。每日2剂。
【功　效】　清热和胃，降逆止呕。适用于脾胃蕴热所致的妊娠呕吐。

方九
【配　方】　鲜芦根60克，生姜20克，白糖适量。
【制用法】　将前2味水煎取汁，调入白糖服用。每日2剂，连服3日。
【功　效】　清热，降逆，止呕。适用于脾胃蕴热所致的妊娠呕吐。症见呕吐食物及酸苦水，面色潮红，烦躁不安，喜冷饮，大便干结，小便黄赤等。

方十
【配　方】　生姜、大米各50克。
【制用法】　将生姜洗净切碎，捣烂取汁，兑入大米粥内，再煮沸即成。

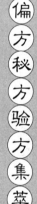

每日 1 剂。

【功　效】　温中和胃，降逆止呕。适用于脾胃虚寒所致的妊娠呕吐。

妊娠高血压

方一

【配　方】　天仙藤、瓜蒌、薤白、木瓜各 9 克，炒香附、乌药、生姜、紫苏叶各 6 克，陈皮 2 克，半夏 1.5 克，甘草 1 克。

【制用法】　水煎服。

【功　效】　理气行滞，健脾化湿。适用于妊娠高血压综合征。

方二

【配　方】　黄豆芽 250 克。

【制用法】　加水 800 毫升，小火煮 3~4 小时，去渣取汁，当茶饮，连服 3~5 天。

【功　效】　清热明目，补气养血，降血脂，降胆固醇。适用于妇女妊娠期高血压。

方三

【配　方】　橘皮（洗）、大腹皮、茯苓、生姜各 15 克，白术 30 克。

【制用法】　上药为细末。每次 3 克，空腹时用温开水送服。

【功　效】　健脾利水。适用于子肿，面目肿胀。

方四

【配　方】　决明子 9 克，海带 1 块（约 2 方寸，洗净）。

【制用法】　泡水当茶饮。服药期间 3 天测 1 次血压，血压正常后，即可停服，如血压复升，可再服。

【功　效】　降血压，降血脂。适用于高血压，高脂血症。

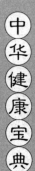

产后缺乳

方一
【配　方】　黑芝麻 50 克，盐末少许。

【制用法】　锅热以文火将黑芝麻、盐共炒，至芝麻呈溢香味即成。每日分 2 次食用，连食数日。

【功　效】　养血通乳。适用于产后缺乳。

方二
【配　方】　花生米、黄豆各 60 克，猪蹄 2 只，食盐少许。

【制用法】　先炖猪蹄半小时，捞出浮沫再下花生米和黄豆，煮至蹄烂加盐。可食可饮，日用 2 次。

【功　效】　补脾养血，通脉增乳。适用于产后奶水不足。

方三
【配　方】　茭白 50 克，通草 15 克，猪蹄 1 只，盐少许。

【制用法】　先煮猪蹄至八成熟，后下茭白、通草。食肉饮汤。

【功　效】　通络增乳。适用于产后奶水不足。

方四
【配　方】　干豌豆 50 克，红糖适量。

【制用法】　将豌豆加水 400 毫升，大火烧开，小火炖至酥烂。下红糖，至糖溶。分 1~2 次食豆喝汤。

【功　效】　益气止泻，消肿解毒。适用于产后缺乳。

方五
【配　方】　猪前蹄 2 只（洗净切块），生姜 50 克（拍裂），醋 800 毫升。

【制用法】　同放于砂锅中，大火烧开后，去浮沫，小火炖至酥烂，下精盐，调匀。分 1~2 次乘热食肉喝汤。

【功　效】　强骨，催乳，美容养颜。适用于产妇失血过多、气血两虚、产后缺乳。

方六
【配　方】　核桃 5 个，黄酒适量。

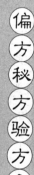

偏方秘方验方集萃

【制用法】 核桃去壳取仁，捣烂，黄酒冲服。
【功　效】 通乳。适用于乳汁不通畅所致乳胀、乳少。

方七

【配　方】 猪蹄1只，人参3克，黄芪10克，当归15克，麦冬12克，木通9克，桔梗6克。
【制用法】 先炖猪蹄半小时，将人参等6味用纱布包扎好下锅同炖，至蹄烂汤浓为止。食肉饮汤，每日3次。
【功　效】 补益气血，增奶通乳。适用于产后身体虚弱、乳汁稀少。

方八

【配　方】 酒酿1杯，菊花叶适量。
【制用法】 将酒酿炖熟，菊花叶洗净、捣烂，绞取半杯汁液，冲入酒酿服之，并将上2味之余渣和匀，敷于乳房处，每日2次。
【功　效】 散结通乳。适用于乳腺阻塞胀痛，乳水不通。

方九

【配　方】 鸡爪10只，花生米50克，调料适量。
【制用法】 将鸡爪剪去爪尖，洗净，下锅，加水、黄酒、姜片，煮半小时后，再入花生米、精盐、味精，用文火焖煮1.5~2小时，撒上葱花，淋入鸡油。
【功　效】 降脂降压，美容养颜，催乳。适用于产后血虚，乳汁不足。

产后恶露不尽

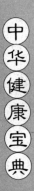
方一

【配　方】 黄芪、当归各15克，党参、川芎、桃仁、炒蒲黄、五灵脂各10克，炮姜5克，生甘草3克。
【制用法】 每日1剂，水煎服。
【功　效】 祛瘀生新，补气摄血。适用于产后气血不足、恶露不尽。

方二

【配　方】 黄酒250毫升，生地黄6克，益母草10克。
【制用法】 将酒放在瓷杯中，加地黄、益母草，把瓷杯放在有水的蒸锅中，蒸半小时。产后每日饮2次，每次温饮20~50毫升。

【功　效】　清热，凉血，化瘀，止痛。适用于产后腹痛，恶露不尽，血色紫暗有块等瘀血症状。

方三
【配　方】　人参3~5克，炙黄芪30~60克，粳米100~200克，白糖适量。
【制用法】　将人参、黄芪切成薄片，用清水浸泡30分钟，放入砂锅内以文火煎取浓汁，滤出后再加水煎取浓汁，将2次煎液混匀，分成2份，分别于早、晚与粳米煮为稀粥，加糖服食。每日1剂。
【功　效】　益气摄血。适用于气虚型产后恶露不尽。

方四
【配　方】　白术30克，槟榔10克，猪肚1个，粳米100克，生姜少许。
【制用法】　将猪肚洗净切块；粳米淘洗干净，备用；将白术、槟榔加水煎30分钟，去渣，加入猪肚块、粳米、生姜，煮成稀粥服食。每日或隔日1剂。
【功　效】　益气补脾。适用于气虚型产后恶露不尽。症见恶露日久不止，淋漓不断，色淡红，量多，质稀，少腹下坠，精神倦怠等。

方五
【配　方】　桃仁10克，莲藕250克，精盐少许。
【制用法】　将桃仁去皮、尖，用干净纱布包好，莲藕洗净去皮切片。共置锅内，加水煮沸20分钟，拣出药袋，加盐调服。每日1剂。
【功　效】　补血，活血，行瘀。适用于血瘀型产后恶露不尽。

方六
【配　方】　川芎、当归、刘寄奴、桃仁各12克，重楼、枳壳各20克，益母草、焦山楂各30克，炮姜6克，甘草3克。
【制用法】　每日1剂，水煎服。连服2~10剂。
【功　效】　行气活血，化瘀止痛。适用于血瘀型产后恶露不尽。

方七
【配　方】　柿饼2个。
【制用法】　将柿饼焙干，研为细末，用黄酒冲服。每日1剂。
【功　效】　清热，止血。适用于血热型产后恶露不尽。

方八
【配　方】　鲜藕汁100克，白糖20克。
【制用法】　将上2味调匀后饮服。每日1剂。

【功　效】　清热凉血，活血止血。适用于血热型产后恶露不尽。

方九

【配　方】　生地黄 60 克，生姜 3 克。

【制用法】　将上 2 味共制粗末，放入杯中，用沸水冲泡，代茶饮用。每日 1 剂。

【功　效】　养阴清热，凉血止血。适用于血热型产后恶露不尽。症见恶露日久不止，色红，质稠而臭，面色红，口干咽燥等。

方十

【配　方】　大血藤、败酱草各 30 克，白花蛇舌草 15 克，贯众、蒲黄炭、谷芽各 12 克，丹皮、栀子、金银花炭各 9 克。

【制用法】　每日 1 剂，水煎服。

【功　效】　清热解毒，行瘀止血。适用于子宫内膜炎所致产后恶露不尽。

产后体虚

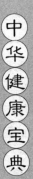

方一

【配　方】　豆浆 2 碗，大米 60 克，白糖 30 克。

【制用法】　将大米洗净，与豆浆煮为粥，调入白糖即成。每日清晨空腹服 1 剂。

【功　效】　清热润肺，生津和胃。适用于产后体虚。

方二

【配　方】　花生米 100 克，干红枣、红糖各 50 克。

【制用法】　干红枣洗净后用温水浸泡，花生米略煮，去皮备用。枣与花生米皮同入小铝锅内，加入煮过花生米的水，再加水适量，以文火煮 30 分钟，捞出花生米皮，加红糖，待糖溶化收汁即成。

【功　效】　养血，理虚。适用于产后贫血或血象偏低等。

方三

【配　方】　荔枝干、大枣各 3 枚。

【制用法】　水煎服。每日 1 剂。

【功　效】　补中益气，养血生津。适用于产后体虚、津液不足等。

方四

【配　方】　猪油、鲜姜汁各 100 克，黄酒 50 毫升。

【制用法】　将上述 3 味共同放入锅中煮沸，待冷，装入瓶内备用，每日服 2 次，每次 1 汤匙，以沸水冲泡饮用。

【功　效】　滋阴，清热，理虚。适用于产后体虚、出虚汗、寒热往来。

方五

【配　方】　毛鸡蛋（即孵化未出的、已长毛的鸡胚胎）3 个，当归 12 克，川芎 6 克，盐、味精各适量。

【制用法】　将毛鸡蛋洗净，放入锅内加清水 1 碗，下当归、川芎，先用中火烧开，再用文火煨炖，1 小时后加盐及味精。食蛋饮汤。

【功　效】　补血益精，活血理虚。适用于产妇出血过多、头晕、眼花或产后体虚。

方六

【配　方】　龙眼肉 20 克，大枣 15 枚，糯米 60 克，红糖适量。

【制用法】　按常法煮粥食用。每日 1 剂。

【功　效】　益气补血，养心安神。适用于产后气血不足所致的心悸不安、面色无华、夜寐不宁等。

方七

【配　方】　精羊肉 500 克，当归 60 克，生姜 30 克，调料适量。

【制用法】　将羊肉洗净切块，当归、生姜切片，用纱布包好，共置砂锅内，加水炖至烂熟，拣出药袋，调味食用。每日 1 剂。

【功　效】　温中益气，补血活血。适用于产后血虚头晕、虚寒腹痛、面色苍白、低热、多汗、腰痛、手足发凉等。

方八

【配　方】　鸡蛋 2 个，大枣 10 枚，红糖适量。

【制用法】　将鸡蛋、大枣洗净，共置锅内，加水同煮，鸡蛋熟后去壳再入锅煮 10 分钟，调入红糖即成。每日 1 剂。

【功　效】　补中益气，滋阴养血。适用于产后气血不足所致的诸症。

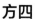

偏方秘方验方集萃

产后腰痛

方一
【配　　方】　杜仲 10 克，猪肾 2 个，调料适量。

【制用法】　将猪肾剖开，剔去筋膜臊腺，洗净，与杜仲共置砂锅内，加水炖熟，调味，吃肉喝汤。每日 1 剂。

【功　　效】　补肾益肝，强腰。适用于产后腰痛。

方二
【配　　方】　杜仲 30 克，大枣 12 克。

【制用法】　水煎服。每日 1 剂。

【功　　效】　益气养血，补肝益肾。适用于产后腰痛、肢体关节酸痛麻木等。

方三
【配　　方】　桑枝 50 克，母鸡 1 只，调料适量。

【制用法】　将母鸡宰杀，去毛及内脏，洗净切块，与桑枝共置锅内，加水炖至烂熟，拣出桑枝，调味，吃鸡喝汤。每 2~3 日 1 剂。

【功　　效】　祛风除湿，通络利节，强腰健骨。适用于产后腰痛、肢体关节痛。

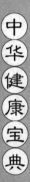

方四
【配　　方】　鸡血藤 30 克，薏苡仁 100 克，白糖适量。

【制用法】　将鸡血藤加水煎汤，去渣，加入洗净的薏苡仁煮为稀粥，调入白糖服食。每日 1 剂。

【功　　效】　活血补血，舒筋活络。适用于产后腰痛、肢体关节痛。

方五
【配　　方】　芝麻、核桃仁各 50 克，猪肚 1 个，调料适量。

【制用法】　按常法炖熟食用。每日 1 剂。

【功　　效】　健脾补肝，益肾强腰。适用于产后腰痛、肢体关节痛。

方六
【配　　方】　凉粉果（又称木馒头）3 个，黄酒适量。

【制用法】　将凉粉果去皮切碎，加黄酒及水适量煎汤服用。每日 1 剂，2

次分服。

【功　效】　散瘀消肿，固精暖腰。适用于产后腰痛，劳伤，扭伤等。

方七
【配　方】　山楂 30 克，香附 15 克。

【制用法】　将上 2 味加水煎取浓汁，1 次服下。每日 1 剂。

【功　效】　活血祛瘀，行气止痛。适用于产后气滞血瘀所致的腰痛。

产后便秘

方一
【配　方】　蜂蜜 20~30 克。

【制用法】　将蜂蜜用温开水调匀。饭前服用。每日 2~3 剂。

【功　效】　清热解毒，润燥滑肠。适用于产后便秘。

方二
【配　方】　生大黄粉 10 克，蜂蜜 20 克。

【制用法】　将大黄粉用开水调匀，兑入蜂蜜即成。每日清晨空腹服 1 剂，连服 5 日。

【功　效】　泻热通便。适用于实热肠燥所致之产后便秘。

方三
【配　方】　银花、芦根各 30 克，火麻仁 15 克，蜂蜜适量。

【制用法】　将前 3 味水煎，取汁，候温，调入蜂蜜服用。每日 1 剂，2 次分服，连服 7 日。

【功　效】　泻热通便。适用于实热肠燥所致的产后便秘。症见产后大便不通，或艰涩难下，发热烦躁，小腹硬痛等。

方四
【配　方】　蜂蜜 50 克，芝麻 30 克，粳米 100 克。

【制用法】　将芝麻研碎，与粳米一同加水煮为稀粥，候温，调入蜂蜜服食。每日 1 剂，连服 7~10 日。

【功　效】　益气补血，润燥滑肠。适用于气血亏虚所致的产后便秘。症见产后大便艰涩难下，或数日不通，面色萎黄，皮肤干燥，腹不胀，饮食如常等。

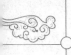

方五

【配　方】　甘蔗汁50毫升，蜂蜜30克，梨1个。

【制用法】　将甘蔗汁、蜂蜜调匀后饮服，同时食梨。每日2剂。

【功　效】　滋阴消热，润肠通便。适用于阴虚内热所致的产后便秘。

方六

【配　方】　天冬、麦冬各15克，鸡蛋2个，蜂蜜30克。

【制用法】　将天冬、麦冬加水煎汤，去渣，打入鸡蛋搅匀，再煮数沸，离火，候温，调入蜂蜜即成。每日1剂，2次分服，连服7~10日。

【功　效】　滋阴清热，润肠通便。适用于阴虚内热所致的产后便秘。症见产后大便干结，排便困难，口干，手足心热等。

回　乳

方一

【配　方】　麦芽120克。

【制用法】　用微火炒黄，以水400毫升，煎至200毫升。分1~2次服。

【功　效】　行气消食，健脾开胃，退乳消胀。适用于产后退乳，或断乳时乳房肿痛或发热恶寒等全身症状。

方二

【配　方】　麦麸60克，红糖粉30克。

【制用法】　麦麸炒黄后，加入红糖粉再炒，趁热服。

【功　效】　润肠通便，补中缓急，和血行瘀。适用于回奶。

方三

【配　方】　花椒20克，红糖80克。

【制用法】　花椒加水400毫升，浸泡4小时后煎至250毫升，捞去花椒不用，加入红糖。于断奶当天1次服下，可连服3天。

【功　效】　温脾燥湿，益气补血，健脾暖胃。适用于断奶。

方四

【配　方】豆豉 60 克，食油、熟米饭各适量。

【制用法】锅内放入油待热，先炒豆豉后下米饭。

【功　效】下气解郁。适用于断奶后乳房胀痛。

子宫脱垂

方一

【配　方】醋 250 毫升。

【制用法】痰盂内加醋 250 毫升，将小铁块或小铁器烧红放入盂内，醋即沸腾，患者坐痰盂上熏 15 分钟。每日 1 次。治疗期间注意营养、休息，忌房事。

【功　效】收敛破痕。适用于子宫脱垂。

方二

【配　方】干金樱子根 60 克，糯米酒 120 克。

【制用法】将干金樱子根洗净，并加水 3 大碗煎至半碗，加入糯米酒饮服，每日 1 次，重症可连服 3~4 次。

【功　效】补肾涩精，升提。适用于子宫脱垂。

方三

【配　方】升麻 4 克，鸡蛋 2 个。

【制用法】将升麻研末，放入鸡蛋内，密封口，隔水蒸熟。吃蛋，每日 1 剂。10 天为 1 疗程，休息 1 周，再做第 2 疗程。

【功　效】益气升提。适用于子宫脱垂。

方四

【配　方】白胡椒、制附片、肉桂、党参各 20 克。

【制用法】以上 4 味共研细末，加红糖 60 克，和匀分成 30 包，每日早晚空腹服 1 包，开水送下，服前先饮少量黄酒或 1 小杯白酒。15 天为 1 疗程。

【功　效】升提固脱，温补脾肾。适用于子宫脱垂。

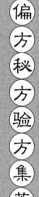

方五

【配　方】　老丝瓜（带皮带瓤）30克。

【制用法】　将老丝瓜烧成炭，趁热研成细末，放在杯子内，加入50克黄酒或米酒后加盖密封，早晚各服一次，每日1剂。

【功　效】　通络解毒。适用于子宫脱垂。

方六

【配　方】　党参、黄芪、山药各30克，白术、茯苓、枣皮、阿胶各12克，熟地、枸杞、杜仲、龟胶各15克，当归10克，柴胡5克，升麻、炙甘草各6克。

【制用法】　每日1剂，水煎，分2次服。

【功　效】　健脾补肾，益气升阳，养血滋阴。适用于子宫脱垂。

方七

【配　方】　陈艾叶15克，鸡蛋2个。

【制用法】　先用净水煮艾叶出味后，滤渣取汁，煮蛋，略加红糖。每隔3天空腹服1次。

【功　效】　温经止痛，散寒除湿。适用于子宫脱垂愈后复发者。

方八

【配　方】　首乌20克，老母鸡1只，盐少许。

【制用法】　将老母鸡宰杀去毛及内脏，洗净，将首乌装入鸡腹内，加水适量煮至肉烂。饮汤吃肉。

【功　效】　补中益气。适用于子宫脱垂，痔疮和脱肛。

方九

【配　方】　黄鳝1条，酱油、盐、味精各少许。

【制用法】　将黄鳝去内脏，切段，水沸后同调料共煮，待鱼熟后放入味精调味。每日服1次。

【功　效】　补气养血。适用于体质虚弱伴有子宫脱垂，脱肛。

方十

【配　方】　鳖头、黄酒各适量。

【制用法】　将鳖头置火上烧炭存性，研末。每次服6克，每日3次，黄酒送服。

【功　效】　益气补虚。适用于子宫脱垂，脱肛。

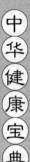

子宫出血

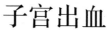

方一

【配　方】断血流（唇形科风轮菜属植物荫风轮）30克。

【制用法】水煎服。

【功　效】缩宫止血。适用于各期功能失调性子宫出血。

方二

【配　方】红参、乌贼骨各10克，熟地20克，阿胶、重楼草各15克，三七粉3克。

【制用法】水煎服。

【功　效】益气养阴，摄冲止血。适用于各期功能失调性子宫出血。

方三

【配　方】棕榈炭、地榆炭、荷叶炭各9克，旱莲草、仙鹤草各15克。

【制用法】水煎服。

【功　效】凉血化瘀，止血。适用于各期功能失调性子宫出血。

方四

【配　方】益母草15~40克，当归、熟地、白芍各10~20克，柳树枝30~50克。

【制用法】水煎服。

【功　效】养血活血，调冲。适用于各期功能失调性子宫出血。

方五

【配　方】桃仁、红花、丹皮、丹参、益母草、蒲黄、茜草各10克。

【制用法】水煎服。

【功　效】化瘀清热，凉血。适用于出血量少夹有瘀块，小腹胀痛拒按者。

方六

【配　方】赤芍、丹皮、刘寄奴各10克，地丁草24克，木贼草12克。

【制用法】水煎服。

【功　效】清热化瘀。适用于出血量少，时间长，经色暗红，腹痛者。

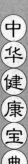

方七

【配　方】 生地、山药各24克，山茱萸、白芍、女贞子、旱莲草、海螵蛸各12克，茜草9克。

【制用法】 水煎服，经前3~5日始服至经净止。

【功　效】 滋肾柔肝，固摄冲任。适用于出血量少，色鲜红质稠，伴头晕耳鸣，烦热盗汗。

方八

【配　方】 赤石脂、补骨脂各1.5克。

【制用法】 研细末，装胶囊内吞服。

【功　效】 补肾，固摄冲任。适用于出血量多，气短乏力者。

方九

【配　方】 黄芪50克，白术、煅龙骨、煅牡蛎、阿胶各30克，茜草10克。

【制用法】 水煎服，经前3~5日始服至经净止。

【功　效】 益气摄血，化瘀止血。适用于出血量多且色淡质稀，面色苍白，气短懒言者。

方十

【配　方】 生地、地榆各20克，地骨皮、黄芩各12克，丹皮9克。

【制用法】 水煎服，经前3~5日服至经净止。

【功　效】 清肝凉血，固摄冲任。适用于突然大量下血，色鲜红，质稠，有块，面红目赤，口干口苦者。

宫颈糜烂

方一

【配　方】 五倍子60克。

【制用法】 将五倍子研极细粉末，加水适量，放器皿中炖熟搅成糊状，涂患处。

【功　效】 收敛止血，降火解毒。适用于宫颈糜烂。

方二

【配　方】　紫草、香油各适量。

【制用法】　将紫草放入香油中，浸渍7天。或将香油煮沸，将草泡入沸油中，成玫瑰色即可。每日1次，涂于子宫颈，外用带线棉球塞于阴道内，第2天取出。

【功　效】　清热凉血，活血解毒，透疹消斑。适用于宫颈糜烂。

方三

【配　方】　地榆粉50克，枯矾、磺胺粉各25克。

【制用法】　地榆炒至褐色研末过筛，加枯矾、磺胺粉混合均匀。用前加数毫升白芨胶浆使成糊状，用棉球先揩净宫颈与阴道内分泌物。最初1~2次先用20%硝酸银腐蚀宫颈糜烂处，并用本药在糜烂处涂上薄薄的一层，以后则单独用本药，隔日1次，5次为1疗程。结痂后2~3日上药1次。

【功　效】　凉血止血，清热解毒。适用于宫颈糜烂并有出血者。

方四

【配　方】　枯矾、儿茶、五倍子、白芨、硇砂、冰片各适量。

【制用法】　上药碾粉，每5日上药1次，5次为1疗程，经期停用。

【功　效】　解毒消肿，祛腐生肌。适用于宫颈糜烂，白带多，有接触性出血。

子宫肌瘤

方一

【配　方】　桃树根、瘦猪肉各150克。

【制用法】　桃树根洗净切段，猪肉洗净切块，加水以砂锅共炖，待肉烂即成。每晚睡前服用。

【功　效】　行气，破瘀，消癥瘕。适用于子宫肌瘤。

方二

【配　方】　党参、三棱各30克，白术24克，茯苓、牛膝各15克，甘草9克，莪术60克。

【制用法】　每日1剂，水煎服。

【功　效】　益气健脾，祛瘀通络。适用于子宫肌瘤。

偏方秘方验方集萃

方三

【配　方】　海藻 45 克，丹参、瓜蒌各 30 克，橘核、山楂、牛膝各 20 克，血竭、贝母各 10 克。

【制用法】　水煎服。

【功　效】　化瘀破癥。适用于子宫肌瘤症状不明显者。

方四

【配　方】　丹参、赤芍各 15 克，生蒲黄、五灵脂、夏枯草各 10 克，制乳香、制没药各 5 克。

【制用法】　水煎服。

【功　效】　活血化瘀，软坚散结。适用于子宫肌瘤无明显症状者。

方五

【配　方】　当归尾 20 克，白芷、桂枝、小茴香各 15 克，野艾叶 30 克。

【制用法】　研粗末，置纱布袋内，置腹壁肌瘤处。上加热水袋，每次热敷 30 分钟。

【功　效】　化瘀散结。适用于子宫前壁肌瘤。

方六

【配　方】　桂枝、桃仁、丹皮各 9 克，茯苓 15 克，赤芍、莪术、蒲黄各 12 克。

【制用法】　水煎服。

【功　效】　活血化瘀。适用于子宫肌瘤，经行量少不畅或量多，小腹疼痛。

方七

【配　方】　党参、白术、当归、山药、鳖甲、莪术、五灵脂、枣仁各 12 克。

【制用法】　水煎服。

【功　效】　健脾益气，活血软坚。适用于子宫肌瘤，月经先期或量多血淡，头晕乏力。

方八

【配　方】　艾叶、肉桂各 6 克，鹿角霜、没药、白芥子、麻黄各 9 克，五灵脂、乌药各 12 克。

【制用法】　水煎服。

【功　效】　暖宫祛寒，化瘀散结。适用于子宫肌瘤，月经后期或淋漓不净，小腹冷痛喜热熨。

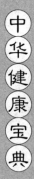

偏方秘方验方集萃

第四章

皮肤科

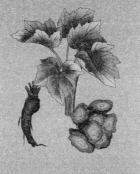

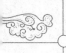

中医皮肤科属于中医外科范畴，是运用中医学理论研究皮肤疾病诊断和预防的临床学科。常见的皮肤科疾病主要有斑秃脱发、痤疮、雀斑、癣、白癜风、鸡眼、湿疹、疤疹、男科炎症、牛皮癣、酒渣鼻、毛囊炎、螨虫性皮炎等。中医皮肤科主要通过皮肤所属病症来判断病因、病机，并进行对症治疗。

脱　发

方一

【配　方】　制首乌24克，熟地、侧柏叶、黄精各15克，枸杞、骨碎补各12克，当归、白芍各9克，红枣5枚。

【制用法】　水煎服。

【功　效】　滋补肝肾，乌发强骨。适用于脱发。

方二

【配　方】　何首乌30~60克，粳米100克，红枣5枚。

【制用法】　将何首乌放入砂锅里煎取浓汁去渣，锅内放入粳米、红枣，文火煮粥，将成粥时加入红糖或冰糖，再沸片刻即可，每日服用1~2次。

【功　效】　补肝肾，益精血，乌须发，强筋骨。适用于脱发。

方三

【配　方】　菟丝子、炙首乌、女贞子、桑葚、旱莲草、熟地、枸杞子、茯苓各12克，当归、肉苁蓉各9克。

【制用法】　每日1剂，水煎服。

【功　效】　补益肝肾。适用于脱发。

方四

【配　方】　制首乌、黑豆各31克，黄芪、熟地各24克，当归、菟丝子、枸杞、旱莲草、黑芝麻各15克。

【制用法】　水煎服，每日1剂。

【功　效】　滋补肝肾，调补气血。适用于青壮年急性成片脱发及一般脱发。

方五

【配　方】　侧柏叶若干。

【制用法】　将侧柏叶阴干研细，以春油浸之。每朝蘸取擦头，头发长出后，用猪胆汁入汤洗头。

【功　效】　凉血止血，收敛清肺，生发乌发。适用于妇女脱发。

方六

【配　方】　鲜侧柏叶50克，闹羊花、骨碎补各20克。

【制用法】　上药用85%酒精100毫升浸泡2周，去渣滤液备用。用棉签蘸液反复外擦，每日3~5次，每次1~5分钟，连续半年以上，直至病愈。

【功　效】　除脂，止痒，生发。适用于脂溢性脱发。

方七

【配　方】　透骨草45克。

【制用法】　每天1剂，水煎，先熏后洗头，熏、洗各20分钟，洗后勿用水冲洗头发。连用4~12天。

【功　效】　祛风除湿，活血祛瘀。适用于脂溢性脱发。

方八

【配　方】　补骨脂20克，旱莲草、川椒、干姜各10克，斑蝥2个，红花5克，70%酒精20毫升。

【制用法】　上药用酒精浸泡1周，去渣后装瓶备用。用时以棉花蘸药液外擦患处，每天3~5次，1个月为1疗程，间隔5~7天，可继续治疗。

【功　效】　补益肝肾，活血祛风。适用于斑秃。

方九

【配　方】　当归、党参、黄芪各10克，何首乌30克，50度白酒适量。

【制用法】　上药按比例浸泡1周后使用，每日4次，每次20毫升空腹服，一般用2个月左右；同时将药酒外擦患处，1日2次，配合治疗。少洗头发，或用清水洗头。

【功　效】　活血补血，补肾气虚、肺气虚。适用于气血虚性斑秃。

方十

【配　方】　桃仁、红花、赤芍各9克，川芎5克，当归须10克，麝香0.03克，生姜2片，红枣7枚，葱白3根。

【制用法】　黄酒250毫升加适量水，将药倒入浸泡1小时后煎，煮沸后再

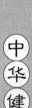
煎 25 分钟，去渣，滤取药汁 300~500 毫升（如有麝香可加入 0.03 克，再煮 10~15 分钟后服），每日煎服 2 次。

【功　效】活血化瘀，透络通窍。适用于脂溢性脱发，斑秃。

方十一

【配　方】人参、黄芪、首乌、当归、生姜各 30 克，黑糯米 50 克，路路通 20 克。

【制用法】上药研成粗末，用食用白酒（50 度）500 毫升浸泡 2 周，过滤去渣，滤液备用。外用适量，横竖交叉，遍搽发根，每日 3 次。

【功　效】益气养血，生发。适用于脂溢性脱发，斑秃，全秃。

白　发

方一

【配　方】黑豆、黑芝麻各 250 克，何首乌 60 克，熟地 20 克。

【制用法】炒熟研末拌匀，炼蜜为丸，每粒大小如黄豆。每次服 30~40 粒，每天 2 次。

【功　效】养阴补肾，乌发。适用于白发。

方二

【配　方】枸杞、何首乌各 15 克。

【制用法】冲泡代茶服，每天 1 剂。

【功　效】养阴补肾，乌发。适用于白发。

方三

【配　方】生地、桑葚各 30 克，白糖 15 克。

【制用法】将生地、桑葚共捣末，每服 3~5 克，每天 2~3 次。

【功　效】补肾乌发。适用于白发。

方四

【配　方】何首乌、熟地各 25 克，梧桐子、黑芝麻各 15 克。

【制用法】水煎服，代茶饮。

【功　效】滋补肝肾，乌发养颜。适用于白发。

方五

【配　方】小黑豆500克，枸杞60克，何首乌30克，核桃12个，童便适量。

【制用法】先煎枸杞、何首乌，再用煎汤煎小黑豆、核桃仁，然后加童便搅拌，阴干，每日早晚空腹服黑豆30个。

【功　效】补肾益阴，乌须发。适用于少白头。

方六

【配　方】牛膝2000克。

【制用法】每次煎服20克，每日2次。

【功　效】滋补肝肾，乌发。适用于青壮年头发早白。

方七

【配　方】桑葚、蜂蜜各适量。

【制用法】用纱布将桑葚挤汁过滤，装于陶瓷器皿中，文火熬成膏，加适量蜂蜜调匀，贮存于瓶中备用。每次服1~2汤匙，每日1次，开水调服。

【功　效】养血脉，乌须发。适用于少白头。

方八

【配　方】巨胜子、菊花、茯苓各1000克。

【制用法】将上药研末，炼蜜为丸如绿豆大。吞服，每日3次，3个月为1疗程。

【功　效】补肝益肾，清热解毒，乌发。适用于高血压，白发。

方九

【配　方】生、熟地黄各2500克。

【制用法】将上2味共研细，炼蜜为丸，如绿豆大。每次服10克，每日3次，白酒送下。

【功　效】补血养阴，填精益髓。适用于各个年龄段及不同性别的白发。

偏方秘方验方集萃

冻 疮

方一

【配　方】　鲜山药适量，蓖麻子仁3~5粒。

【制用法】　洗净，共捣烂。敷于患部，干即更换，数次即消。

【功　效】　润肤，消肿。适用于冻疮。

方二

【配　方】　鲜松针适量。

【制用法】　将鲜松针水煎。浸洗患处，1日2次。

【功　效】　祛风燥湿，活血止痒。适用于冻疮。

方三

【配　方】　花生皮、醋、樟脑、酒精各适量。

【制用法】　先将花生皮炒黄，研碎，过筛成粉末，每50克加醋100毫升调成糊状，放入樟脑粉1克，酒精少许调匀。将厚厚一层药敷于患处，用纱布包好固定，一般轻症2~3天可愈。

【功　效】　活血，消肿。适用于冻伤初起，局部红肿发痒未溃烂。

方四

【配　方】　醋适量。

【制用法】　将醋煮热。趁温用毛巾或纱布浸醋湿敷，每日3次，连用1周即消。

【功　效】　散瘀消肿。适用于冻疮初起未溃、红肿刺痒。

方五

【配　方】　白萝卜（或胡萝卜）1根。

【制用法】　将萝卜洗净，切大厚片，烘烤热。临睡前涂擦患处，至皮肤发红，连续至愈。

【功　效】　化滞散瘀，活血消肿。适用于冻疮（皮肤红肿未溃）。

方六

【配　方】　鸡蛋适量。

【制用法】　将鸡蛋煮熟，取出蛋黄放在铁勺中，以文火烤熬。取析出的

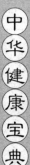

蛋黄油敷患处，并用纱布包扎，几天后，溃烂处即会愈合结痂。

【功　效】　解热毒，补阴血。适用于冻疮溃烂。

方七

【配　方】　马勃1块。

【制用法】　将疮面先涂一层土霉素软膏，再敷上适量马勃，包扎3~4天。

【功　效】　解毒，止血，收敛。适用于冻疮溃烂。

方八

【配　方】　活蟹1只，蜂蜜适量。

【制用法】　将活蟹烧存性，研成细末，以蜂蜜调匀。涂于患处，每日更换2次。

【功　效】　清热解毒，疗疮排脓。适用于冻疮溃烂不敛。

方九

【配　方】　鲜山楂100克。

【制用法】　将山楂烧熟捣烂，敷患处。

【功　效】　活血散瘀。适用于新旧冻疮。

方十

【配　方】　柏叶90克，杏仁49粒，食盐、乳香各15克，黄蜡45克，清油500毫升。

【制用法】　柏叶微炙为末，杏仁汤浸去皮，研成膏。食盐、乳香研细。煎油令沸，下乱发两鸡子大，以消尽为度。次下诸药，煎令焦黄，滤去滓，更以棉布过滤。再以慢火煎之，后下乳香、黄蜡等，搅令稀稠得所，瓷器收盛，每用鹅翎，旋取涂之。

【功　效】　清热解毒，活血消肿。适用于冻耳成疮。

痤　疮

方一

【配　方】　丹参100克。

【制用法】　将丹参研成细粉，装瓶备用。每次3克，每天3次内服。

【功　效】　活血化瘀。适用于痤疮。

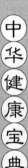

方二

【配　方】　黄芩、天花粉、葛根、生地、赤芍、川芎各9克，当归、红花各6克，薄荷1克。

【制用法】　每日1剂，水煎服。

【功　效】　清热滋阴，凉血活血。适用于痤疮。

方三

【配　方】　穿心莲、苡仁、败酱草各30克。

【制用法】　水煎服，每天1剂，分2次服。

【功　效】　清热解毒。治疗痤疮。

方四

【配　方】　白果仁适量。

【制用法】　每晚睡前用温水将患部洗净（不能用肥皂或香皂），然后将白果仁切成片，反复擦患部，边擦边削去用过的部分。或将药洗净，切开，绞汁，取汁频涂患部，干后再涂，直至汁尽。每次按病程和患部数目的多少用1～2粒即可。7～10次即可收到效果。

【功　效】　解毒排脓，平痤除皮。适用于痤疮。

方五

【配　方】　土茯苓30克，生地榆、黄柏、地肤子、金银花、板蓝根各15克，赤芍、蒲公英、茜草各10克。

【制用法】　水煎服，每日1剂。

【功　效】　清热解毒，活血祛湿。适用于痤疮。

方六

【配　方】　生地30克，蒲公英15克，赤芍、丹皮、蚤休、昆布、夏枯草、海藻、炒莪术、炒三棱各9克。

【制用法】　每日1剂，水煎服。

【功　效】　凉血清热，消痰软坚。适用于囊肿性痤疮。

方七

【配　方】　丝瓜藤水适量。

【制用法】　丝瓜藤生长旺盛时期，在离地1米以上处将茎剪断，把剪断部分插入瓶中（勿着瓶底），以胶布护住瓶口，放置1昼夜，藤茎中有清汁滴出，即可得丝瓜藤水擦患处。

【功　效】　清热，润肤。适用于粉刺，痤疮。

方八

【配　方】　橙核适量。

【制用法】　晒干，研极细，以水调。临睡前涂抹患处，次晨洗掉。

【功　效】　润肌祛痣。适用于粉刺，痤疮。

方九

【配　方】　丹参、白花蛇舌草各20克，神曲15克，紫草10克，制大黄9克。

【制用法】　每日1剂，水煎服。

【功　效】　清热解毒，凉血止血。适用于青年男女颜面上、胸及背部等皮脂腺发达部位痤疮或伴发丘疹、脓疱者。

雀　斑

方一

【配　方】　黑牵牛米、鸡蛋清各适量。

【制用法】　将2味调匀，备用，临睡前涂抹在脸上，晨起洗去。

【功　效】　护肤祛斑。适用于雀斑。

方二

【配　方】　桃花、冬瓜仁各等份，蜂蜜适量。

【制用法】　将桃花阴干，研成细粉，冬瓜籽去壳，研末，加入蜂蜜调匀，夜晚以此敷面部，每晨起洗净，每天1次。

【功　效】　理气活血，润养祛斑。适用于雀斑。

方三

【配　方】　茵陈20克，生地榆、老紫草、地肤子、土茯苓各15克，赤芍10克。

【制用法】　水煎服，每日1剂。

【功　效】　清热凉血，消斑美容。适用于雀斑。

方四

【配　方】　赤小豆适量。

【制用法】　在锅中烤，然后研为粉末，与米糖混合，加入开水饮用。

【功　效】　祛斑美容。适用于雀斑。

方五

【配　方】　丹参、浮萍、鸡血藤各30克，生地20克，连翘15克，红花、川芎、荆芥穗、生甘草各10克。

【制用法】　水煎服。

【功　效】　活血凉血，散热利尿。适用于雀斑。

方六

【配　方】　黑丑、鸡蛋清各适量。

【制用法】　将黑丑研成细末，和鸡蛋清调匀备用。临睡前涂在患处及面部，早晨起床后除去。

【功　效】　美容护肤。适用于雀斑。

方七

【配　方】　旋覆花适量。

【制用法】　将旋覆花去杂质择干净，每日以冲泡旋覆花的水洗脸。

【功　效】　祛斑美容。适用于雀斑。

方八

【配　方】　松脂500克，白茯苓250克。

【制用法】　共研为末，炼蜜为丸，梧桐子大。每服30丸，白汤下。

【功　效】　健脾燥湿，利水消肿。适用于雀斑。

方九

【配　方】　苍耳子若干。

【制用法】　将苍耳子洗净，焙干，研成细粉，装瓶备用。每次饭后服3克，米汤送下，每日3次。

【功　效】　祛风和血。适用于因风邪袭面、气血失和而致的雀斑。

方十

【配　方】　丹参24克，益母草12克，当归、生地、赤芍、白芍、丹皮、泽兰、郁金、陈皮、香附各9克，川芎、白芷各6克。

【制用法】　水煎服，每日1剂。

【功　效】　活血，理气。适用于面部色素沉着。

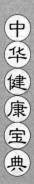

痱　子

方一

【配　方】　冬瓜适量。

【制用法】　将冬瓜去皮切片绞汁，外擦患处。

【功　效】　清热解毒，祛湿解暑。适用于痱子。

方二

【配　方】　生蒲黄 30 克，枯矾 10 克。

【制用法】　共研为细末，撒患处，每日 2 次。

【功　效】　燥湿通淋，杀虫解毒。适用于痱子。

方三

【配　方】　鲜鱼腥草 120 克。

【制用法】　取鱼腥草水煎，待温，给患儿洗澡。1 日 1 次。

【功　效】　清热解毒。适用于痱子。

方四

【配　方】　生石膏 50 克，茶叶 10 克。

【制用法】　共研细末，撒于患处，每日 1~2 次。

【功　效】　清热泻火，除烦止渴。适用于痱子。

方五

【配　方】　滑石粉 25 克，龙脑（梅片）5 克，绿豆粉 20 克。

【制用法】　混合研为末，涂患处，每日 2~3 次。

【功　效】　清热解毒，消肿止痛。适用于痱子。

方六

【配　方】　鲜丝瓜叶 60 克。

【制用法】　洗净捣烂，用纱布绞汁，外涂患处。

【功　效】　清热解毒。适用于痱子。

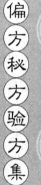

偏方秘方验方集萃

方七

【配　方】　苦参60克，浮萍30克。

【制用法】　水煎，洗患处，每日2~3次。

【功　效】　杀虫止痒，清热解毒。适用于痱子。

方八

【配　方】　鲜苦瓜叶适量。

【制用法】　捣烂如泥，挤汁，涂搽患处，1日3次。

【功　效】　清暑解毒。适用于身体各部的痱子。

方九

【配　方】　绿豆粉、滑石粉各等份。

【制用法】　将两粉和匀。用时洗净患处，扑撒于痱子上。

【功　效】　清热解毒。适用于炎夏长痱子成疮。

方十

【配　方】　绿豆粉30克，滑石15克，黄柏9克，轻粉6克。

【制用法】　上药研为细末。以软绢帛蘸药扑于患处。

【功　效】　止痛收干。适用于痤痱疮作痒，抓之皮损，随后又疼者。

方十一

【配　方】　鲜地龙50克，鲜茶叶20克，冰片5克，75%乙醇300毫升。

【制用法】　先将鲜地龙用清水洗干净后置于乙醇中，再加入另外二药。
浸泡1周后，过滤装瓶备用。用时，将少许药液倒入洗净的
手心搽患处，或用消毒棉签蘸药汁搽患处均可。每日2~3次。

【功　效】　清热解毒。适用于小儿痱子。

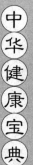

癣

方一

【配　方】　野菊花适量。

【制用法】　将野菊花的根、茎、叶用清水洗净。按60克野菊花配水1斤
的比例，放在锅里煮开1~2小时，去渣后用煎出的水洗头癣，
洗时一定要把癣皮洗去，连洗3天。

【功　效】　解毒消肿，杀虫治癣。适用于头癣。

方二
【配　方】　紫草9克，老芝麻油15克。
【制用法】　先将老芝麻油烧热，将紫草炸焦后，放冷，把头癣痂洗净，再将油搽于患处，连搽数次。
【功　效】　凉血解毒。适用于头癣。

方三
【配　方】　花椒适量。
【制用法】　用花生油煎花椒，去渣，候冷，敷患处。
【功　效】　杀虫治癣。适用于头癣。

方四
【配　方】　五倍子30克。
【制用法】　将五倍子煎汁，以米醋120克调和，涂之，初觉痛，1日涂数次，连涂3日。
【功　效】　杀虫治癣。适用于头癣。

方五
【配　方】　白凤仙花（连根）2大棵，明矾120克。
【制用法】　将凤仙花和明矾加醋240克共捣烂涂搽患处。大伏天治疗为宜。
【功　效】　活血通络，消肿止痛。适用于手癣。

方六
【配　方】　大麦芒适量。
【制用法】　点燃大麦芒，用其烟熏手掌。7天内手不沾水即愈。
【功　效】　消炎，杀菌。适用于手癣。

方七
【配　方】　木瓜、甘草各30克。
【制用法】　每日1剂，水煎去渣，晾温后洗脚，每次5~10分钟。一般治疗1~2周。
【功　效】　除湿解毒止痒。适用于足癣。

方八
【配　方】　阿司匹林3份，枯矾1份，炉甘石0.5份。
【制用法】　上药研成细粉混合均匀，待用。患足先用温热水泡洗，后用小棉球蘸取药粉，趁潮湿扑撒患处，每日早晚各1次，7天为1个疗程。

【加　减】　水疱型要将水疱刺破，患部干燥者可将药粉加水搓成糊状涂抹，注意及时清除溶脱的角质层，合并感染者加用抗生素。

【功　效】　清热燥湿，杀虫止痒。适用于足癣。

方九

【配　方】　黄豆150克。

【制用法】　将黄豆砸成碎粒，加水煎煮。常用此法洗脚，效果良好。

【功　效】　除水湿，祛风热。适用于足癣，湿疹。

方十

【配　方】　鲜侧柏叶250克，醋500毫升。

【制用法】　将侧柏叶用醋煮沸，冷却即成。取其敷于患处，1日1次，每次20分钟，1周为1个疗程。

【功　效】　凉血解毒。适用于手足癣。

方十一

【配　方】　豆腐、香油各适量。

【制用法】　将豆腐蒸熟，晾凉，放在锅内文火煨干，研成细末，香油与豆腐末调匀。敷于患处，连换数次即愈。

【功　效】　清热，解毒，润燥。适用于圈癣。

方十二

【配　方】　蛇床子、白头翁、生黄精各20克，藿香15克，黄柏10克。

【制用法】　每日1剂，水煎，取药液加食醋25毫升，外洗患处，每日1~2次，每次20~30分钟。另外，配合雄黄膏外擦。

【功　效】　清热燥湿，杀虫止痒。适用于股癣。

方十三

【配　方】　土槿皮40克，大风子、黄精、土茯苓、川楝子、白头翁各30克，龙胆草、荆芥、防风各20克，生大黄、白鲜皮各15克，红花6克。

【制用法】　将上述药物加1000毫升陈醋、50毫升白酒浸泡3小时后，再加1000毫升清水，置火上煮沸15分钟，离火去渣，药液待温后外涂皮损处，每日2次，药渣翌日加水煮后再用，1剂药用2日，1周为1疗程。

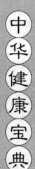

中华健康宝典

【功　效】　清热利湿，祛风杀虫。适用于股癣。

白癜风

方一

【配　方】枯矾、防风各等量。

【制用法】共为细面，以鲜黄瓜切片蘸药面搽患处，每天2次。

【功　效】收敛，燥湿解毒。适用于白癜风。

方二

【配　方】白芷100克。

【制用法】将上药打碎成粗粒，加入70%酒精500毫升，浸泡10天，过滤，加入氮酮50毫升备用。用棉签涂搽药液于患部，每日2次，涂药后适度日晒患部。个别顽固病例，另取白芷6克研末，每日分2次冲服。

【功　效】祛病除湿，排脓生肌，活血止痛。适用于白癜风。

方三

【配　方】芝麻油、白酒各适量。

【制用法】每次用白酒10~15毫升，送服芝麻油10~15毫升。每日3次，连服2个月以上。

【功　效】润燥，祛瘢。适用于白癜风。

方四

【配　方】硫黄10克，白茄子30克。

【制用法】白茄子切片蘸硫黄擦患处，每日1~2次。

【功　效】清热解毒，杀虫疗疮。适用于白癜风。

方五

【配　方】野茴香222克，除虫菊根、白藓皮、干姜各44克，蜂蜜1.1千克。

【制用法】将蜂蜜倒入容器内，置沸水中溶化，搅拌除沫；将其余各药共研细过筛，取药面，徐徐倒入蜜内，充分搅拌成糊状，放置成膏。每日3次，每次服15克。10天后，每次增加5克，一直加至30克，日量90克，直至痊愈。

【功　效】燥湿解毒，祛风补肾。适用于白癜风。

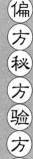

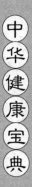

方六

【配 方】 无花果叶、烧酒各适量。

【制用法】 将无花果叶洗净，切细，用烧酒浸 5 天。以此酒涂搽患处，每日 3 次。涂搽此药后晒半小时太阳。

【功 效】 清湿热，解疮毒，消肿止痛，活血养血。适用于白癜风。

方七

【配 方】 何首乌、枸杞子各 15 克。

【制用法】 水煎服，每天 2 次。

【功 效】 滋阴，补肝益肾。适用于白癜风。

方八

【配 方】 鲜活白鳝鱼适量。

【制用法】 将鳝鱼洗净、晒干，放油中煎枯，取油外搽患处。

【功 效】 补中益气，养血固脱，温阳补虚，除湿强筋。适用于白癜风。

方九

【配 方】 何首乌、荆芥穗、苍术米（泔浸 1 宿焙干）、苦参各等份。

【制用法】 上药研为细末。用好肥皂角 1500 克（去皮、弦），于瓷器内熬为膏，和为丸，如梧桐子大。每服 30 ~ 50 丸，空腹时用酒或茶送下。

【功 效】 滋补肝肾，发汗解表，抗菌消炎。适用于白癜风。

【备 注】 服药期间，忌食一切动风之物。

方十

【配 方】 红花、当归各 10 克。

【制用法】 水煎，分 2 次服，每天 1 剂。

【功 效】 活血祛瘀。适用于白癜风。

方十一

【配 方】 苦参、盐各 0.3 克。

【制用法】 上 2 味捣细为末，先以酒 1 升煎至 180 毫升，入药 2 味，搅匀，慢火再煎成膏，每用先以生布揩患处，令赤，涂之。

【功 效】 清热利湿，抗菌消炎，健胃驱虫。适用于白癜风，筋骨痛。

鸡 眼

方一
【配　方】　未成熟的无花果适量。

【制用法】　无花果洗净捣如泥，敷于患处，每日 2 次，连用 3~5 日可见效。

【功　效】　消炎消肿。适用于鸡眼。

方二
【配　方】　明矾、食盐、食碱各 10 克。

【制用法】　上 3 味研末，以白酒调糊。用前挖去鸡眼，涂药，干后再涂，连用 3~4 次即愈。

【功　效】　清热解毒，敛疮止痛。适用于鸡眼。

方三
【配　方】　鲜万年青叶适量。

【制用法】　将万年青叶洗净捣烂，外敷患部，每日 1 次。

【功　效】　清热解毒，利尿消肿。适用于鸡眼。

方四
【配　方】　茄子适量。

【制用法】　将茄子洗净切碎并捣烂取汁，涂搽患处，每日 2~3 次。

【功　效】　清热解毒，活血化瘀，祛风消肿。适用于鸡眼。

方五
【配　方】　干蜈蚣 30 条，乌梅 9 克，菜籽油或香油适量。

【制用法】　将蜈蚣、乌梅焙干，共研细末，装入瓶内，再加入菜籽油（以油浸过药末为度），浸泡 7~10 天后，即可使用。用时先用 1%盐水浸泡患部 15~25 分钟，待粗皮软化后，剪除粗皮（以见血丝为宜），再取适量药膏调匀，外敷患处，用纱布包扎，每 12 小时换药 1 次。

【功　效】　通络止痛，解毒散结。适用于鸡眼。

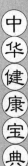

方六

【配 方】　蜂胶适量。

【制用法】　热水浸患部至软，用刀片削掉表层病变组织，再将蜂胶捏成饼状敷于患部，外用胶布固定。6~7 天后鸡眼自行脱落，此后还需再敷蜂胶 6~7 天，待患处皮肤长好为止。

【功 效】　消炎，润燥。适用于鸡眼。

方七

【配 方】　五倍子、生石灰、石龙脑、樟脑、轻粉、血竭各 1 克，凡士林 12 克。

【制用法】　各研细粉，调匀（可加温）成膏。先用热水泡洗患处，待鸡眼外皮变软后，用刀片仔细刮去鸡眼的角质层，贴上剪有中心孔的胶布（露出鸡眼），敷上此药，再用胶布贴在上面。每日换药 1 次。

【功 效】　杀菌解毒，散结止痛。适用于鸡眼。

方八

【配 方】　生芋头 1 个。

【制用法】　芋头连皮切片，涂搽患部，每次 10 分钟，每日 3 次。不要涂搽健康皮肤。

【功 效】　软坚散结。适用于鸡眼，赘疣。

方九

【配 方】　糯米 100 克，15%苛性钾溶液 250 毫升。

【制用法】　用糯米泡入上液，隔 24 小时后捣成透明药膏。用胶布挖孔套在患处，保护皮肤，露出疣或鸡眼后，直接涂药，再盖胶布固定，3 日换药 1 次，脱落为止。

【功 效】　腐蚀。适用于鸡眼，寻常疣。

方十

【配 方】　鸦胆子仁 5 粒。

【制用法】　先将患部用温开水浸洗，用刀刮去表面角皮层，然后将鸦胆子捣烂贴患处，外用胶布粘住。每 3~5 日换药 1 次。

【功 效】　清热燥湿，杀虫解毒。适用于鸡眼，脚垫。

湿　疹

方一
【配　方】　蝉蜕、凡士林各 30 克，龙骨 15 克。

【制用法】　将蝉蜕、龙骨研为末，用凡士林调为软膏，涂患处。

【功　效】　散风祛湿。适用于湿疹。

方二
【配　方】　土茯苓、薏苡仁、白鲜皮、黄柏、地肤子、苦参、五倍子、白矾各 30 克。

【制用法】　加水约 2500 毫升，煎成 1500 毫升药液，待稍温，频洗患处，每次 30 分钟，每天 1~2 次，3 天用药 1 剂。

【加　减】　急性湿疹色潮红热盛者，加生地榆 30 克；亚急性、慢性湿疹者，加皂角刺、三棱各 30 克。

【功　效】　清热解毒，利湿敛疮。适用于湿疹。

方三
【配　方】　千里光、地肤子、徐长卿、马鞭草、地骨皮、苦参各 30 克，芒硝、明矾各 10 克。

【制用法】　明矾、芒硝另包后下。其余诸药加水适量煎煮后，再加入明矾、芒硝溶化，用此药液洗浴。

【功　效】　养血清热，祛风除湿。适用于湿疹。

方四
【配　方】　黄花菜鲜根（即萱草菜）30 克。

【制用法】　水煎，去渣，饮服。

【功　效】　清热利湿。适用于湿疹。

方五
【配　方】　玉米须适量。

【制用法】　将玉米须烧灰存性，研为末，以香油调拌，外敷患处。

【功　效】　清利湿热。适用于湿疹。

方六

【配　方】　川黄连6克，蜂巢3个，凡士林80克。

【制用法】　将黄连研极细，蜂巢研末，再加凡士林，文火溶化，搅拌成油膏，先用2%温盐水洗净患处，后涂油膏。注意不可用热水烫，越烫越坏。

【功　效】　散风祛湿。适用于湿疹。

方七

【配　方】　绿豆粉、香油各适量。

【制用法】　将绿豆粉炒呈黄色，晾凉，用香油调匀。敷患处。

【功　效】　清热，祛湿。适用于湿疹流黄水。

方八

【配　方】　白糖120克。

【制用法】　锅内放2000毫升水，下白糖，煮沸倒入盆内。趁热熏患处，待水温适度，再洗患处，每日2次，连用2天可愈。

【功　效】　清热燥湿。适用于阴囊湿疹。

方九

【配　方】　车前15克，地肤子12克，龙胆草、羊蹄、乌蔹莓、野菊花各9克，黄柏、明矾各6克。

【制用法】　碎成粗末，煎水洗患处，每日2次。

【功　效】　清热燥湿，杀虫止痒。适用于急性肛门湿疹。

方十

【配　方】　胡桃仁适量。

【制用法】　将胡桃仁捣碎，炒至焦黑出油为度，研成糊状。敷患处，连用可痊愈。

【功　效】　滋阴润燥，解毒，祛湿。适用于各种湿疹。

带状疱疹

方一

【配　方】　老茶树叶适量。

【制用法】　研细末，以浓茶汁调涂，每天2~3次，治好为止。

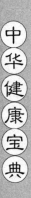

【功　效】　清热解毒。适用于带状疱疹。

方二
【配　方】　雄黄9克，蜈蚣（瓦焙）3条。
【制用法】　分别研为细末，混合均匀，香油调涂患处，每日3次。
【功　效】　清火解毒。适用于带状疱疹。

方三
【配　方】　虎杖15克，板蓝根20克，丹皮、赤芍各13克，蝉蜕10克，甘草5克。
【制用法】　每日1剂，水煎，分2次服。
【加　减】　发热者，加葛根、黄芩；继发细菌感染者，加金银花、连翘。
【功　效】　清热凉血，清热解毒。适用于带状疱疹。

方四
【配　方】　蕹菜、菜籽油各适量。
【制用法】　蕹菜去叶取茎，在新瓦上焙焦后，研末，用菜籽油调成膏状。患处用浓茶水洗净，然后涂抹此油膏，每日3次。
【功　效】　清热，凉血，解毒。适用于带状疱疹。

方五
【配　方】　雄黄、明矾各20克，大黄、黄柏、侧柏叶各30克，冰片5克。
【制用法】　除雄黄、冰片外，将其余药物加温水浸泡30分钟，然后用文火煎30分钟，煎至200毫升左右滤出，加入雄黄、冰片粉末，充分混匀后，以不烫手为度。用纱布或脱脂棉蘸药液擦患处，每天2~3次，每次30分钟。药液洗后保留，下次加温再用。5天1疗程。
【功　效】　清热，解毒，止痛。适用于带状疱疹。

方六
【配　方】　鲜空心菜适量。
【制用法】　将空心菜去叶取茎，在新瓦上焙焦后，研成细末，用茶籽油搅成油膏状，在患处以浓茶汁洗涤，拭干后，涂搽此油膏，1天2~3次，3~5天后痊愈。
【功　效】　清热解毒。适用于带状疱疹。

方七
【配　方】　金银花、野菊花、凤仙花、蛇床子各10克，白藓皮12克，水杨酸5克，石炭酸2克，75%医用酒精1000毫升。

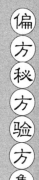

偏方秘方验方集萃

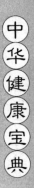

【制用法】 将前5味药加酒精浸泡5~7天，滤取上清液，加入水杨酸和石炭酸，搅匀，封瓶备用。以医用棉签蘸药液涂搽患部，每日3~5次，至愈为止。

【功　效】 清热解毒，消炎止痒。适用于带状疱疹。

方八

【配　方】 鲜番薯叶100克，冰片少许。

【制用法】 共捣如泥，涂患处。每日2次。

【功　效】 解毒消炎。适用于带状疱疹。

方九

【配　方】 青蒿草半斤（1次量）。

【制用法】 将青蒿草煎汤洗患处，每日洗3次。

【功　效】 清热凉血。适用于带状疱疹。

中华健康宝典

偏方秘方验方集萃

第五章

五官科

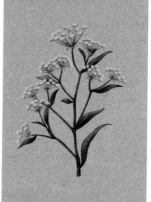

人体五官泛指耳、眉、眼、鼻、口，不过，眉有争议，有些人将"头、舌、喉"也列入五官。

中医学认为"人五官，功各异；其生理，五脏系"，也就是说，人体"五官"与人体"五脏"的健康状况密切相关，五官的各种病变直接反映了五脏的健康状况，所以治疗五官科疾病，应深入脏腑，对症下药。

耳　聋

方一

【配　方】　用鹅油半匙，小豆大的磁石一个，麝香少许。

【制用法】　和匀，以棉裹成锭子。塞耳中，口含生铁少许，用 3 ~ 5 枚，即有效。

【功　效】　透经络，通耳聋。适用于耳聋。

方二

【配　方】　柴胡、制香附各 50 克，川芎 25 克。

【制用法】　共研极细末，每日 3 次，每次 9 克，温开水吞服。

【功　效】　疏肝升阳，活血行气，祛风止痛。适用于外伤性耳聋。

方三

【配　方】　柴胡、川芎、石菖蒲各 12 克，制香附、骨碎补各 9 克，六味地黄丸（包煎）30 克。

【制用法】　先把上药用水浸泡 30 分钟再放火上煎煮，开后 15 分钟即可。每剂煎 2 次，将 2 次煎出的药液混合，每日 1 剂，每日服 2 次。

【功　效】　醒神开窍，活血行气。适用于肾虚所致耳聋。

耳　鸣

方一

【配　方】　鹿茸、磁石各 30 克，巴戟天、肉桂各 10 克，肉苁蓉、牡蛎、小茴香各 15 克，五味子 20 克。

【制用法】 共研为细末，炼蜜为丸，每丸 9 克，每日早晚各 1 次，每次空腹用黄酒温服 1 丸。

【功 效】 补肾聪耳。适用于肾虚所致耳鸣。

方二

【配 方】 三七花 10 克，酒酿 50 克。

【制用法】 同装于碗中，隔水蒸熟。分 1~2 次连渣服，连服 7 天。

【功 效】 清热平肝。适用于耳鸣。

方三

【配 方】 葵花籽壳 15 克。

【制用法】 将葵花籽壳水煎服，每日 2 次。

【功 效】 镇静安神。适用于耳鸣。

内耳眩晕症（梅尼埃病）

方一

【配 方】 仙鹤草 60 克。

【制用法】 水煎频服，连服 3~4 天。

【功 效】 补虚强心。适用于内耳眩晕症。

方二

【配 方】 鸡 1 只，天麻 15 克。

【制用法】 将鸡掏肠洗净，与天麻同煮，不放盐。等鸡熟后，吃鸡喝汤，以汤为主。一般 2~3 次即愈。

【功 效】 益气补虚，熄风止痉。适用于内耳眩晕症。

方三

【配 方】 独活 20 克，鸡蛋 4 个。

【制用法】 将独活和鸡蛋加水共煮，蛋熟去壳再煮 15 分钟，使药汁渗入蛋内，去汤及药渣，单吃鸡蛋，每次 2 个，每天 2 次，3 天为1 疗程，连用 2~3 个疗程。

【功 效】 祛风补脑。适用于内耳眩晕症，呕吐，耳鸣等。

中耳炎

方一

【配　方】　万年青嫩叶、根各适量。

【制用法】　捣汁滴入耳内。

【功　效】　清热解毒。适用于中耳炎。

方二

【配　方】　鲜柿蒂适量，冰片少许。

【制用法】　将柿蒂洗净，晒干，烧灰，再加入冰片适量，一起研末，装瓶待用。治疗前将耳内脓液用棉球擦拭干净，再用双氧水冲洗干净。然后将少许药粉吹入耳内。一般1次见效，2次痊愈。

【功　效】　凉血消肿，开窍醒神，清热止痛。适用于中耳炎。

方三

【配　方】　活大田螺适量。

【制用法】　将田螺洗净外壳，放于冷水中让其吐出污泥。放置时间越长，吐纳后就越清洁。用时先用棉签蘸生理盐水或双氧水反复拭干耳内脓液，然后侧卧，使患耳朝上；将田螺剪开尾部（螺尖）呈漏斗状，对准患耳的外耳道，用物刺激田螺盖，使田螺体收缩，释出清凉黏液滴入患耳，滴数不限。患者突感舒适、清凉，侧卧片刻。每天1次。轻者1次愈，重者3~5次可愈。

【功　效】　消肿止痛。适用于中耳炎。

方四

【配　方】　煅龙骨、枯矾各等份。

【制用法】　上药分别研末，过120目细筛，然后将2药混合拌匀，装瓶密封，放阴凉干燥处备用。用药前先用3%双氧水把耳道内脓液及分泌物洗净，患耳周围用75%酒精常规消毒，停2~3分钟后，用消毒棉签擦干耳道，然后用塑料管或麦秆蘸取药粉，轻轻吹入患耳道内，每天1次。如渗出液较多，可早晚各用药1次，直至痊愈。

【功　效】　清热滋阴。适用于中耳炎。

方五
【配　方】　鸡蛋黄2个，冰片粉1.2克。
【制用法】　将熟蛋黄放入铁锅内，以文火煎熬令蛋黄出油，将油与冰片粉和匀。拭干耳内脓水，滴入油，每日3~4次，3~4天可愈。
【功　效】　清热消肿。适用于中耳炎，耳内流脓。

方六
【配　方】　鲜地黄适量，60%乙醇适量。
【制用法】　将鲜地黄去杂质，洗净切片，按浸渍法加60%乙醇至药平面，浸渍4周后，过滤，用力压榨药渣，所得药液与前滤液合并即得。用蘸有乙醇或双氧水的消毒棉签清洗患耳脓液，再滴此药剂，每次2~3滴，每天3次。
【功　效】　清热消炎。适用于耳部疾病。

方七
【配　方】　海螵蛸3克，冰片0.3克。
【制用法】　将海螵蛸去壳研为细末，加冰片少许，用油调滴耳内。
【功　效】　开窍醒神，清热止痛。适用于慢性中耳炎。

方八
【配　方】　核桃仁10个，冰片2克。
【制用法】　取核桃去壳取仁研烂，用布包裹，用力挤压取核桃油约10毫升。将冰片研末兑入油中调匀即成。治疗时患者侧卧，患耳朝上，先用双氧水清洗外耳道3次，擦干耳道后滴入5~7滴，用干棉球堵住耳道口。每天1次，7天为1疗程。治愈后要用3%双氧水清洗耳道，以免结痂阻塞耳道，影响听力。
【功　效】　清热解毒。适用于慢性化脓性中耳炎。

方九
【配　方】　鲜薄荷叶适量。
【制用法】　将薄荷叶洗净，晾干水，捣汁滴入耳内，亦可用薄荷油滴耳。
【功　效】　清热解毒。适用于急性中耳炎。

方十
【配　方】　鲜菊花叶适量，冰片少许。
【制用法】　将菊花叶洗净，晾去水汽，捣烂取汁，加冰片少许研末，调匀滴入耳内。

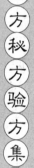

【功　效】　清热解毒。适用于急性中耳炎。

方十一

【配　方】　鲜蒲公英80克，冰片适量。

【制用法】　将蒲公英捣烂，加入冰片，取汁滴入耳内。

【功　效】　清热解毒。适用于急性中耳炎。

方十二

【配　方】　鲜石菖蒲适量。

【制用法】　洗净捣烂取汁，滴入耳内。

【功　效】　祛湿充耳。适用于急性中耳炎。

方十三

【配　方】　金银花叶（小叶）适量。

【制用法】　加食盐少许捣烂，取汁滴入耳内。

【功　效】　清热解毒。适用于急性中耳炎。

方十四

【配　方】　白果仁（取油）、冰片各少许。

【制用法】　加冰片少许调匀，滴入耳内，1日2次。

【功　效】　散热止痛，消炎。适用于急性中耳炎。

方十五

【配　方】　黄柏适量。

【制用法】　将黄柏煎浓液，滴入耳内。或再加黄连、冰片同用，效果更佳。

【功　效】　清热解毒，利湿。适用于急性中耳炎。

方十六

【配　方】　蜂房1个。

【制用法】　将蜂房烧灰，研末和菜籽油调匀，滴入耳内。每日3次。

【功　效】　祛风攻毒，消肿止痛。适用于急性中耳炎。

方十七

【配　方】　蛇蜕1条，明矾10克，冰片1克，朱砂0.5克。

【制用法】　将蛇蜕洗净，晾干，包裹白矾，放入砂锅内，以武火加热，待蛇蜕烧化，白矾熬枯，用竹签刮下锅内白色粉末，研细，加入冰片、朱砂，混合调均匀，共研极细末，装瓶备用。使用时先用双氧水或0.9%的生理盐水冲洗患耳，擦干，取上药适量，吹入患耳内，每天1次。

【功　效】　去毒热。适用于急性中耳炎。

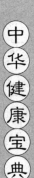

方十八

【配　方】大蜈蚣1条，香油30克，冰片0.3克。

【制用法】冰片研细粉，把蜈蚣用香油炸黑，去掉蜈蚣，再入冰片，连同香油滴耳内。

【功　效】解毒散结，清热止痛。适用于急性中耳炎。

方十九

【配　方】冰片、枯矾各9克，麝香0.5克，樟丹12克，龙骨15克。

【制用法】共研为极细末，装瓷瓶内密封备用。用时先取双氧水洗净患耳脓汁，拭干后吹上少许，每日用药1次。

【功　效】祛脓消炎，通络开窍。适用于急、慢性化脓性中耳炎。

方二十

【配　方】葱白5根，蜂蜜20毫升。

【制用法】将葱白捣烂，用蜂蜜浸泡半天，再用一层纱布滤过，药液装瓶备用。使用前用双氧水冲洗患耳外耳道，用消毒干棉签揩干，用小玻璃管或麦秆吸上药滴入3~4滴，每天2~3次。滴药后用手轻轻按压患耳屏。

【功　效】杀菌解毒。适用于急、慢性化脓性中耳炎伴疼痛者。

方二十一

【配　方】鲤鱼胆汁适量。

【制用法】将鱼腹内的苦胆轻轻取出，把胆汁挤入小碗内。用双氧水将耳内脓水擦洗干净，滴入鲜鱼胆汁，然后以棉花球堵塞耳孔。每日滴1次，3次可愈。

【功　效】清热解毒，消炎祛肿。适用于急、慢性中耳炎。

鼻出血

方一

【配　方】鲜生地30克。

【制用法】捣汁，炖后温服，再以渣塞鼻。

【功　效】清热凉血。适用于鼻出血。

方二

【配　方】　生茅根60克。

【制用法】　水煎，冷服，亦可加白糖同服。

【功　效】　凉血，止血。适用于鼻出血。

方三

【配　方】　去节鲜藕、萝卜、荸荠各250克。

【制用法】　均切成薄片，清水600毫升，大火烧开，小火炖至酥烂，下白糖，调溶。分3~4次连渣服。

【功　效】　清热生津，凉血止血。适用于鼻出血。

方四

【配　方】　龙眼核适量。

【制用法】　将龙眼核去黑皮后研细末，用棉花沾水蘸龙眼核粉，塞鼻孔。

【功　效】　理气止血。适用于鼻出血。

方五

【配　方】　韭菜250克。

【制用法】　将韭菜洗净，捣汁，取韭菜汁1杯服下。夏天冷服，冬天温服。

【功　效】　行气理血，补肾温阳。适用于鼻出血。

方六

【配　方】　芜菁（大头菜）250克。

【制用法】　洗净绞汁，分2~3次服。

【功　效】　清热去火。适用于鼻出血。

方七

【配　方】　刺儿菜疙瘩1个。

【制用法】　捣烂，开水冲服。

【功　效】　凉血止血。适用于鼻出血。

方八

【配　方】　药棉、醋各适量。

【制用法】　用药棉蘸醋，塞入出血的鼻孔内。

【功　效】　止血。适用于鼻出血。

方九

【配　方】　麻黄（去根节）、石膏（杵碎）各 90 克，芫花 30 克，川大黄 60 克。

【制用法】　上药以水 10000 毫升，煮取 4600 毫升，放冷。仰卧，以淋其颅，血住即止。

【功　效】　清热解毒，泻火凉血。适用于伤寒所致鼻出血不止。

方十

【配　方】　白芨、白茅根、龙骨各 30 克，芦根 20 克，生地、焦栀子各 15 克，牛膝 12 克，丹皮 10 克。

【制用法】　水煎服。

【功　效】　凉血止血，清热利尿。适用于阴虚火盛，血热妄行致鼻出血不止。

方十一

【配　方】　鲜空心菜 300 克。

【制用法】　洗净切碎，与红糖共捣烂挤汁，调蜂蜜服。

【功　效】　清热解毒，凉血止血。适用于鼻出血不止，尿血。

方十二

【配　方】　金针菜 100 克，白茅根 50 克。

【制用法】　将金针菜和白茅根加水煎 2 次，每次用水 400 毫升，煎半小时，2 次所煎液混合，取汁。分 2~3 次服。

【功　效】　凉血止血。适用于鼻出血，咯血，尿血。

鼻疮鼻炎

方一

【配　方】　杏仁适量。

【制用法】　上药研末，乳汁和敷患处。1~2 次即愈。

【功　效】　润肠通便，通利肺气，润肺。适用于鼻中生疮。

方二

【配　方】　黄连、黄柏、姜黄、黄蜡各 10 克，当归 17 克，生地 33 克，麻油 40 克。

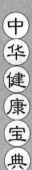

【制用法】 除黄蜡外，余药用麻油文火炸枯，过滤去渣，加黄蜡微火熔化尽，待冷装瓶备用。使用前以温开水擦净鼻腔后，用消毒棉签蘸膏少许外涂，每天3~4次。

【功　效】 泻火解毒，清热燥湿。适用于鼻前庭炎。

方三

【配　方】 硫黄80克，雄黄20克，樟丹10克，白凡士林200克。

【制用法】 前3味药共研细末，入凡士林中调匀。使用时用消毒棉签蘸药膏适量涂布于疮面上，可沿鼻小柱上端，右鼻孔反时针，左鼻孔顺时针方向旋转涂布，涂药时尽量不要深及鼻腔黏膜，避免刺激产生不适。每天1~2次，重症3~5次。轻症2~3次可痊愈。

【功　效】 解热燥湿，祛风拔毒。适用于鼻前庭炎。

方四

【配　方】 黄芪20克，白术10克，苍耳子9克，防风、辛夷各6克，炙甘草5克。

【制用法】 每天1剂，水煎服。

【加　减】 伴头痛者加白芷5克，蔓荆子9克。

【功　效】 益气固表，利尿消肿。适用于过敏性鼻炎。

方五

【配　方】 党参、白术、茯苓、苡米各15克，巴戟天10克，地龙、露蜂房、钩藤各8克，辛夷花（包煎）6克。

【制用法】 每天1剂，水煎服。10天为1疗程。

【功　效】 健脾益气，燥湿利水。适用于过敏性鼻炎。

方六

【配　方】 绿豆、防风、石菖蒲各15克，淡豆豉20克，生甘草、辛夷各10克，细辛3克。

【制用法】 水煎，每日服1剂。

【功　效】 散寒除浊，开达肺窍。适用于过敏性鼻炎。

方七

【配　方】 丝瓜藤15克，荷蒂5枚，金莲花6克，龙井茶1.5克。

【制用法】 每日1剂，水煎服。

【功　效】 清气理鼻。适用于慢性单纯性鼻炎或儿童鼻炎。

方八

【配　方】　丝瓜藤（取近根部位的）2~3米，瘦猪肉60克，盐少许。

【制用法】　将丝瓜藤洗净，切成数段，猪肉切块，同放锅内加水煮汤，临吃时加盐调味。饮汤吃肉，5次为1疗程，用1~3个疗程。

【功　效】　清热消炎，解毒通窍。适用于慢性鼻炎急性发作、萎缩性鼻炎之鼻流脓涕、脑重头痛。

方九

【配　方】　金银花20克，苍耳子、连翘各12克，辛夷花、炒山栀、黄芩、炒杏仁、桔梗、野菊花各10克，白芷、薄荷各6克，葱白带须3个。

【制用法】　水煎服，每日1剂。

【功　效】　清肺，消炎，通窍。适用于急、慢性鼻炎。

方十

【配　方】　芝麻油适量。

【制用法】　以麻油滴入每侧鼻腔3滴，每日3次。

【功　效】　清热润燥，消肿。适用于各种鼻炎。

鼻窦炎

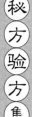

方一

【配　方】　儿茶适量。

【制用法】　将儿茶研为细末，每次取适量吹入鼻内。每日2~3次。

【功　效】　清热化痰，消肿排脓。适用于鼻窦炎。

方二

【配　方】　带衣花生米7~8粒。

【制用法】　将花生米放入铁罐内，用纸糊口，中间开小孔，置于火炉上，候烟从孔出，令烟熏鼻孔，至烟尽为止。每日1次，连用30日。

【功　效】　润肺，消炎。适用于鼻窦炎。

方三

【配　方】　辛夷花适量，葱汁少许。

【制用法】 将辛夷花研为细末，以葱汁调匀，用药棉蘸药末塞入鼻内。每日 1~2 次。

【功　效】 祛风通窍。适用于鼻窦炎，鼻炎。

方四

【配　方】 细辛、牙皂各 1 克。

【制用法】 共研为末，细管吹药入鼻内，每日 1~2 次。

【功　效】 祛风通窍。适用于鼻窦炎，鼻疔，鼻息肉，急、慢性鼻炎等。

方五

【配　方】 辛夷、苍耳子、鹅不食草、桔梗各 15 克，蜂蜜 50 克。

【制用法】 研细末，加蜂蜜储于玻璃瓶中，以浸泡出汁液为度，滴鼻，每日 3 次。

【功　效】 祛风通窍。适用于慢性鼻炎，萎缩性鼻炎，鼻窦炎，鼻塞日久不闻香臭，鼻中生疮。

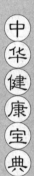

结膜炎

方一

【配　方】 黄柏 30 克，菊花 15 克。

【制用法】 加开水 500 毫升，浸泡 2 小时，用纱布过滤，外敷或洗涤患眼，每日 2 次，每次约 10 分钟。

【功　效】 清热解毒，泻火明目。适用于结膜炎。

方二

【配　方】 荆芥 12 克，川乌、羌活、藁本、乌蛇各 9 克，川芎、防风各 6 克。

【制用法】 水煎服。

【功　效】 解表散风，温经止痛。适用于春季卡他性结膜炎。

方三

【配　方】 黄连、菊花、金银花各 30 克。

【制用法】 开水泡 15 分钟，口服一半，剩余一半冷却后，用眼浴杯眼浴 2~3 次，每日 1 剂。

【功　效】 平肝明目，清热解毒，消炎退肿。适用于流行性结膜炎。

方四

【配　方】　菊花、密蒙花、谷精草、桑叶、生地、赤芍各9克，山栀、川黄连、桔梗各6克，金银花、连翘、茅根各15克。

【制用法】　每日1剂，水煎服。

【功　效】　清热解毒，凉血消炎。适用于急性结膜炎。

方五

【配　方】　菊花10克，龙井茶3克。

【制用法】　将上2味放入杯中，用沸水冲泡，代茶饮用。每日1~2剂。

【功　效】　疏风清热，消肿。适用于风热型急性结膜炎。

方六

【配　方】　菠菜250克，野菊花10克。

【制用法】　将菠菜洗净切碎，与野菊花一同水煎取汁，代茶饮用。每日1剂。

【功　效】　疏风清热，凉血消肿。适用于风热型急性结膜炎。

方七

【配　方】　菊花15克，粳米100克。

【制用法】　将菊花研为细末，加入八成熟的粳米粥内。再煮至粥熟即成。每日1剂。

【功　效】　疏风散热，清肝明目。适用于风热型急性结膜炎。

方八

【配　方】　金银花10克，密蒙花5克。

【制用法】　将上2味放入杯中，用沸水冲泡，代茶饮用。每日1剂。

【功　效】　清热解毒，消炎明目。适用于热毒型急性结膜炎。

方九

【配　方】　鲜蒲公英30~60克。

【制用法】　将蒲公英洗净，加水煎汤饮服，同时用少许药汁洗眼，每日3次。

【功　效】　清热解毒，消肿散结。适用于热毒型急性结膜炎。症见眼赤肿明显，灼热畏光，头痛眼痛，眼泪黏结等。

偏方秘方验方集萃

睑缘炎

方一
【配　方】　五倍子3克，炼蜜15克。
【制用法】　五倍子研极细末，加蜜调匀，涂患处，1日2~3次。
【功　效】　降火收敛。适用于睑缘炎。

方二
【配　方】　红枣1枚，生明矾3克。
【制用法】　枣去核，入明矾，放慢火上焙，研细，以水冲泡，澄清，1日分3次洗。
【功　效】　燥湿解毒，收敛。适用于睑缘炎。

方三
【配　方】　霜桑叶30克，醋60克。
【制用法】　桑叶切细，放醋内浸泡5日，滤液，用棉棒蘸涂患处，1日2~3次。
【功　效】　祛风散热，清肝明目。适用于睑缘炎。

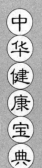

中华健康宝典

方四
【配　方】　白菊花15克，明矾3克。
【制用法】　水煎约1碗，澄清分3份，1日洗眼3次。
【功　效】　清热祛风，明目解毒。适用于睑缘炎。

方五
【配　方】　黄连9克，香油适量。
【制用法】　上药研细末后与香油调敷患处，每天3次。一般2天即愈。
【功　效】　泻火解毒，清热燥湿。适用于睑缘炎。

方六
【配　方】　丝瓜络、白酒、麻油各适量。
【制用法】　取丝瓜络煅存性，研成细末，加白酒、麻油调成糊状，涂敷患部。糊剂干燥后重新涂上糊剂，用至痊愈为止。
【功　效】　活血化瘀，舒筋通络，解毒生肌。适用于眼部带状疱疹及其并发症。

方七

【配　方】鸡蛋4个，制甘石、冰片各少许。

【制用法】将蛋煮熟，去白留黄，放勺内，慢火煎炒（频频搅动）成油，将制甘石、冰片研为极细末，入油内和匀，用玻璃棒蘸少许涂患处，1日2~3次。

【功　效】清热解毒，燥湿敛疮。适用于慢性睑缘炎（烂眼边）。

白内障

方一

【配　方】白扁豆60克，大枣15枚。

【制用法】水煎服。每日1剂。

【功　效】健脾和胃，益气养血。适用于白内障。

方二

【配　方】珠粉、川椒各5克，螺蛳壳粉、熟地黄各30克，炉甘石粉、枸杞子、菟丝子、楮实子、怀牛膝、当归、五味子各20克。

【制用法】以草药煎汤去滓，澄清液入余药粉晒干研为末，外用。

【功　效】退障明目。适用于各种原因引起的早期白内障。

方三

【配　方】鲜枸杞叶250克，猪肝150克，大米100克。

【制用法】按常法煮粥服食。每日1剂。

【功　效】滋补肝肾，益精明目。适用于肝肾不足型白内障。症见目生云翳，视物模糊，腰酸，耳鸣，耳聋等。

方四

【配　方】枸杞子、石决明各30克，生地、熟地、麦冬、元参、钩藤各20克，白芍、茺蔚子各15克，当归、白术、云苓、菊花、青葙子、决明子各12克，车前、防风、红花、香附各10克。

【制用法】水泛为丸，青黛为衣，1次6~10克，每日2次。

【功　效】滋养肝肾，清肝健脾，祛障明目。适用于未成熟型白内障。

方五

【配　方】白菊花、谷精草各10克，羊肝60克。

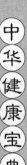

【制用法】 将白菊花、谷精草用纱布包好，羊肝洗净切片，一同入锅，加水煮沸 20 分钟，拣出药袋，吃肝喝汤。每日 1 剂。

【功　效】 疏风散热，清肝明目。适用于白内障，夜盲症，青光眼等。

方六

【配　方】 生石决明 30 克，草决明 15 克，谷精草、生地、赤芍、女贞子、密蒙花、白菊花、沙苑子、白蒺藜、党参、黄芪、黄芩各 12 克，炙甘草 6 克。

【制用法】 每日 1 剂，水煎服。

【功　效】 滋阴清热，清肝明目。适用于老年性白内障。

方七

【配　方】 红花、牛黄、丁香、诃子、栀子、川楝子各 20 克，麝香少许。

【制用法】 麝香、牛黄另研，其余粉碎成细末共用人乳调匀滴眼，每天数次。

【功　效】 清热，通经活血。适用于视力减退，老年性白内障。

误吞（刺）硬物

方一

【配　方】 陈年丝瓜（连籽）1 节。

【制用法】 将陈年丝瓜烧焦，研碎，冲开水半碗，微温，顿服，服后自觉清爽将愈。

【功　效】 清爽润喉。适用于鱼骨卡喉，刺痛不已。

方二

【配　方】 鳜鱼胆 1 个，黄酒少许。

【制用法】 将鱼胆晒干，研碎末。需要时取如黄豆大一块碎末，以温黄酒煎化服。

【功　效】 软坚化刺。适用于鱼骨卡喉。

方三

【配　方】 橄榄核。

【制用法】 捣碎研成细粉。饮服。

【功　效】 舒筋活血。适用于鸡骨、鱼骨卡喉。

方四

【配　方】　鲜韭叶（去白不切）、鲜芹茎（去叶不切）、藕粉（干）各30克，莲房（炭）50克。

【制用法】　以上4味，加水四碗以煮熟为度，将莲房取去。每日3或4次，浆与汤囫囵吞服。

【功　效】　行瘀破滞。适用于小儿误吞金属异物。

口　臭

方一

【配　方】　公丁香（未开放的花蕾）1~2粒。

【制用法】　将公丁香含于口中（时时含之）。

【功　效】　芳香除秽。适用于口臭。

方二

【配　方】　鲜芦根30~50克，冰糖适量。

【制用法】　水煎服。每日1剂。

【功　效】　清热泻火，降浊除烦。适用于口臭。

方三

【配　方】　粉葛根30克，藿香、白芷各12克，木香10克，公丁香6克。

【制用法】　加水煎汤，不宜久煎，分多次含漱，每日1剂。

【功　效】　清热降火，芳香化湿。适用于口臭。

【备　注】　口腔溃疡者不宜采用。

方四

【配　方】　莲子心3~5克。

【制用法】　将莲子心放入杯中，用沸水冲泡，代茶饮用。每日1~2剂。

【功　效】　清心泻火。适用于口臭。

方五

【配　方】　醋适量。

【制用法】　将适量的醋倒入茶杯，徐徐含服，吞咽。

【功　效】　去腥解腻。适用于口臭，尤其是大蒜引起的口臭。

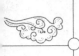

方六
【配　方】　桂花3克，绿茶（或红茶）1克。
【制用法】　将上2味放入杯中，用沸水冲泡，候温，含漱后徐徐咽下，每日1~2剂。
【功　效】　芳香辟秽，解毒除臭。适用于口臭，牙痛。

方七
【配　方】　草豆蔻30克，细辛10克。
【制用法】　共研极细末，每日3次，每次1克，口内含化。
【功　效】　芳香行散。适用于口内出臭气。

口腔溃疡

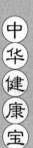

方一
【配　方】　玫瑰花适量。
【制用法】　将玫瑰花研为细末，每次取少许吹入口腔溃疡面。每日2~3次。
【功　效】　理气活血。适用于口腔溃疡。

方二
【配　方】　密陀僧13克，白芷8克。
【制用法】　上药分别研细末。取密陀僧3克用醋调漱口；另以密陀僧10克与白芷混匀，用人乳调外搽。
【功　效】　燥湿解毒，祛风止痛。适用于口腔溃疡。

方三
【配　方】　可可粉、蜂蜜各适量。
【制用法】　将可可粉用蜂蜜调成糊状，每次取适量送入口中慢慢吞咽。每日3~5次，连服3日。
【功　效】　滋阴润燥。适用于阴虚火旺型口腔溃疡。

方四
【配　方】　柿霜100克，白糖29克。
【制用法】　将上2味放入锅内，拌匀，加水适量，文火熬至黏稠起丝时，即倒入涂有熟素油的瓷盘内，摊平，用刀划成小块，候冷，装瓶备用，每日适量食用。

【功　效】　清热，润燥。适用于心火上炎型口腔溃疡。

方五

【配　方】　金银花 10 克，生甘草 3 克。

【制用法】　将上 2 味放入杯中，用沸水冲泡，代茶饮用。每日 1 剂。

【功　效】　清热解毒，润肺祛痰。适用于心火上炎型口腔溃疡。

方六

【配　方】　莲子心 3 克，栀子 9 克，连翘、甘草各 6 克。

【制用法】　将上药放入杯中，用沸水浸泡，代茶饮用。每日 1 剂，连服 3 日。

【功　效】　清泻心火。适用于心火上炎型口腔溃疡。症见溃疡周围黏膜红赤、灼热、疼痛明显，口干心烦等。

牙　痛

方一

【配　方】　仙人掌 30 克。

【制用法】　将仙人掌去皮、刺洗净，入铁锅内，加水 500 毫升，煮沸 20 分钟，趁热喝汤。可同时将煎过的仙人掌服食，效果更佳。

【功　效】　行气活血，凉血止血，解毒消肿。适用于牙痛。

方二

【配　方】　巴豆 1 粒，大蒜 1 瓣。

【制用法】　上 2 味同捣为膏，取膏少许，以适量棉花包裹塞于耳中。左牙痛塞左耳，右牙痛塞右耳，8 小时换药 1 次。一般 3~5 分钟即可止痛，连用 2~3 次病可痊愈。

【功　效】　杀菌消肿。适用于牙痛。

方三

【配　方】　花椒 15 克，醋 60 毫升。

【制用法】　将上 2 味共煎 10 分钟，去渣取汁，待温含漱。

【功　效】　活血止痛。适用于牙痛。

方四

【配　方】　经霜老丝瓜1条。

【制用法】　烧存性为末，每服3克，温开水送服。

【功　效】　凉血通络，解毒。适用于牙痛。

方五

【配　方】　扁竹蓼100克。

【制用法】　每日1剂，水煎，分3次服。

【功　效】　清热杀虫。适用于牙痛。

方六

【配　方】　荔枝1个。

【制用法】　连壳烧煅成灰，研末擦牙。

【功　效】　消肿止痛。适用于牙痛。

方七

【配　方】　芒硝3克。

【制用法】　上药为1次量，置于患处，含化服。

【功　效】　泻火润燥。适用于牙痛。

方八

【配　方】　大蒜1瓣。

【制用法】　捣烂如泥，塞于龋洞中。塞前应将龋洞中的食物残渣剔出。

【功　效】　抗菌消炎。适用于龋齿疼痛。

方九

【配　方】　白胡椒1粒，生绿豆7粒。

【制用法】　同研成细末，用药棉裹塞患牙上，或用烫开水冲，待温后服下。

【功　效】　清热止痛。适用于龋齿疼痛。

方十

【配　方】　杏仁数个。

【制用法】　将杏仁烧焦研末，塞龋洞中。

【功　效】　消炎镇痛。适用于龋齿疼痛。

方十一

【配　方】　空心菜根200克，醋、水各250克。

【制用法】　共煎汤。待水凉后频频含漱。

【功　效】　清热止痛。适用于龋齿疼痛。

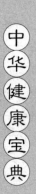

方十二

【配　方】　木鳖子 1 个，醋适量。

【制用法】　将木鳖子去壳取仁磨醋，取汁涂擦患处。

【功　效】　消肿止痛。适用于风火牙痛。

方十三

【配　方】　白菜根疙瘩 1 个。

【制用法】　将白菜疙瘩洗净，捣烂后用纱布挤汁。左牙痛滴汁入左耳，右牙痛滴汁入右耳。

【功　效】　清热，散风。适用于风火牙痛。

方十四

【配　方】　生地 50 克，鸭蛋 2 个，冰糖 5 克。

【制用法】　用砂锅加入清水两碗浸泡生地半小时，将鸭蛋洗净同生地共煮，蛋熟后剥去皮，再入生地汤内煮片刻，服用时加冰糖调味。吃蛋饮汤。

【功　效】　清热，生津，养血。适用于风火牙痛，阴虚所致手心、足心发热等。

方十五

【配　方】　生地、熟地各 30 克，元参、金银花各 15 克，骨碎补 9 克，细辛 3 克。

【制用法】　每日 1 剂，水煎服。

【功　效】　补肾益阴。适用于阴虚火旺所致牙痛。

方十六

【配　方】　冰糖 100 克。

【制用法】　清水一碗放入锅内，下冰糖煮溶，至半碗水即成。一次饮完，每日 2 次。

【功　效】　清热，润肺。适用于虚火上升引起的牙痛。

方十七

【配　方】　鲜竹叶 300 克，生姜 120 克。

【制用法】　将竹叶熬成浓汁，生姜捣汁，同熬沥净，加入精盐适量再熬稠，置于有盖瓷器中，外涂牙龈痛处。

【功　效】　清热泻火。适用于龋齿疼痛，热性牙痛，牙龈肿痛。

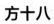

方十八
【配　方】　两面针（入地金牛）10克，鸡蛋1个。
【制用法】　将两面针与鸡蛋同煮，蛋熟去皮再煮片刻。饮汤食鸡蛋。
【功　效】　定痛。适用于风湿骨痛，胃痛，牙痛以及挫伤疼痛。

方十九
【配　方】　白芷、细辛、制川乌、制草乌、冰片各10克。
【制用法】　将上药共研细末，过20目筛，混合后用适量医用凡士林调成膏状。将龋洞内食物残渣清除后，取药膏适量放入龋洞。
【功　效】　祛风散寒，散热止痛。适用于龋齿疼痛，风火牙痛，胃火牙痛。尤适用于龋齿疼痛。
【备　注】　切记将药膏放入龋洞内，如误落入口中，应立即用清水漱口。

方二十
【配　方】　白芷30克，冰片0.6克。
【制用法】　白芷研成细末，加冰片放入牙洞内或牙缝中。
【功　效】　散寒祛湿，止痛，排脓。适用于各种牙痛。

齿　衄

方一
【配　方】　鲜芦根适量。
【制用法】　每天1剂，水煎服。
【功　效】　清热泻火，生津止渴。适用于齿衄。

方二
【配　方】　青松果8个，好醋250毫升。
【制用法】　用醋煎青松果，沸腾数次。待煎液凉后漱口，每次漱8~10分钟，连漱5~6次。
【功　效】　清热凉血，止血。适用于齿衄。

方三
【配　方】　鲜香菜80克，醋适量。
【制用法】　将香菜放入冷开水中洗净，捣烂浸入醋中。取醋液含在口中，5~8分钟后吐出，每日含4次。

【功　效】　清热利尿，消肿解毒。适用于齿衄。

方四

【配　方】　鲜磨盘草根适量，醋少许。

【制用法】　将磨盘草根洗净，切细，放入醋中浸泡 50~70 分钟，用布裹住放在嘴里。

【功　效】　解毒祛风，散瘀止血。适用于齿衄。

方五

【配　方】　马齿苋 50~80 克。

【制用法】　加水煎服。

【功　效】　清热解毒。适用于牙龈炎，齿龈红肿，牙龈出血。

牙周炎

方一

【配　方】　白酒 100 毫升，鸡蛋 1 个。

【制用法】　将白酒 100 毫升倒入瓷碗内，用火点燃后，立即将鸡蛋打入酒中，不搅动，不放任何调料，待火熄蛋熟，晾凉后 1 次服下，每日 2 次。

【功　效】　清热止痛。适用于牙周炎。

方二

【配　方】　大黄 20 克。

【制用法】　将上药浸醋含口中，每天含 3~4 次。

【功　效】　泻火解毒。适用于牙周炎，齿龈脓肿、流脓。

方三

【配　方】　芥菜秆。

【制用法】　芥菜秆烧焦存性，研为细末。涂抹患处。

【功　效】　清热消肿，止痛。适用于牙龈发炎、红肿疼痛。

方四

【配　方】　骨碎补 30 克，黑桑葚子、食盐各 15 克（炒），胡桃 24 克（去皮，煨去油）。

【制用法】　上药共研为细末。搽敷牙龈，每日早晚各 1 次。

【功　效】　益肾固齿，凉血泻火。适用于牙齿动摇，牙龈红肿疼痛。

牙龈炎

方一

【配　方】　鲜磨盘草根、醋各适量。

【制用法】　将磨盘草根洗净，切细，浸入醋内 1 小时，布包含在嘴里。

【功　效】　解毒祛风，散瘀止血。适用于牙龈出血。

方二

【配　方】　青松果 7 个，米醋 200 毫升。

【制用法】　用醋煎青松果数滚。待煎液凉后漱口，每次漱约 10 分钟，连漱 3~5 次。

【功　效】　清热凉血，止血。适用于牙龈出血。

方三

【配　方】　鲜香菜 60 克，醋适量。

【制用法】　将香菜用冷开水洗净，捣烂醋浸。将醋液含在口中，5 分钟后吐出，日含 3~4 次。

【功　效】　清热利尿，消肿解毒。适用于牙龈出血。

方四

【配　方】　西瓜霜 6 克，冰片 0.6 克。

【制用法】　研末，搽患处。

【功　效】　清热，凉血，解毒，消炎。适用于牙龈炎，齿龈红肿、易出血。

方五

【配　方】　山慈菇根茎适量。

【制用法】　水煎漱之。

【功　效】　清热解毒，化痰。适用于牙龈炎，齿龈红肿、易出血。

方六

【配　方】　金银花 15 克，白芷 6 克。

【制用法】　水煎服。

【功　效】　清热解毒，排脓止痛。适用于牙龈炎，齿龈红肿、易出血。

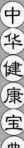

方七

【配　　方】　马齿苋1把。

【制用法】　水煎服。

【功　　效】　清热解毒。适用于牙龈炎，齿龈红肿、易出血。

失音嘶哑

方一

【配　　方】　青蒿干品60克（鲜者120克）。

【制用法】　每天1剂，加清水1000毫升，武火急煎，或用开水冲泡，代茶饮，分2~3次服。一般2~3剂即愈。

【功　　效】　清热解暑，除骨蒸。适用于失音（音哑）。

方二

【配　　方】　鲜苍耳根茎250克，食盐适量。

【制用法】　将苍耳根茎洗净，加水1000毫升，煎沸20分钟即可，加食盐调味，每天1剂，代茶频饮。

【功　　效】　散寒除湿，通窍止痛。适用于咳嗽失音。

方三

【配　　方】　蝉蜕18克，冰糖少许。

【制用法】　将蝉蜕拣净去足、土，与冰糖加白开水泡之，代茶饮，每天1剂。一般服2~3剂即愈。

【功　　效】　疏散风热，透疹止痒，退翳明目，熄风止痉。适用于因外感、情志郁怒等所致的卒然失音或声音嘶哑。

慢性喉炎

方一

【配　　方】　山楂30克，陈皮15克，红糖适量。

【制用法】　水煎服。每日1剂。

【功　　效】　活血化瘀，行气祛痰。适用于气滞血瘀型慢性喉炎。症见声音嘶哑，日久不愈，讲话费力，咽喉有异物感，或有少量黏痰附着，不易咳出，声带色暗，有小结或息肉等。

方二
【配　方】　玉竹 30 克，新鲜橄榄（连核）60 克，瘦猪肉 120 克，调料适量。

【制用法】　按常法加水煮熟，吃肉喝汤。每日 1 剂。

【功　效】　滋阴润肺，生津利咽。适用于脾肺气虚型慢性喉炎。症见声嘶日久，遇劳加重，语音低微，倦怠乏力，纳呆便溏，痰多等。

方三
【配　方】　生橄榄 20 枚，冰糖 50 克。

【制用法】　将橄榄洗净捣碎，与冰糖共置锅内加水煎汤服用。每日 1 剂，3 次分服。

【功　效】　清热润肺，利喉开音。适用于肺肾阴虚型慢性喉炎。

方四
【配　方】　橄榄、绿茶各 6 克，胖大海 3 枚，蜜糖 1 匙。

【制用法】　将绿茶、胖大海放入杯中，用橄榄煎汤冲泡，候温，调入蜜糖，代茶饮用。每日 1 剂，连服 30 日。

【功　效】　清热润肺，利喉开音。适用于肺肾阴虚型慢性喉炎。

方五
【配　方】　罗汉果 1 个，猪肺 250 克，调料适量。

【制用法】　将猪肺切成小块，挤出泡沫，洗净，罗汉果切块，共置锅内，加水煮汤，调味食用。每日 1 剂。

【功　效】　滋阴润肺，利喉开音。适用于肺肾阴虚型慢性喉炎。症见声嘶日久，咽喉干燥，喉痒，干咳，痰少而黏，伴见颧红唇赤，头晕耳鸣，虚烦少寐，腰膝酸软，手足心热等。

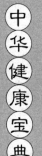

急性喉炎

方一
【配　方】　葱白 15 克，生姜、紫苏叶各 10 克。

【制用法】　水煎服。每日 1 剂。

【功　效】　疏风散寒，宣肺开音。适用于风寒型急性喉炎，慢性咽炎。

方二

【配　方】　生姜 50 克，白萝卜 100 克。

【制用法】　将上味洗净，共切碎捣烂绞取汁液，频频含漱，然后咽下。每日 1 剂。

【功　效】　疏风散寒，宣肺开音。适用于风寒型急性喉炎。症见猝然声音不畅，甚则嘶哑，或兼咽喉微痛，吞咽不利，喉痒，咳嗽不爽，鼻塞流涕，恶寒，发热，头痛，无汗等。

方三

【配　方】　金银花、连翘各 10 克，胖大海 6 枚，冰糖适量。

【制用法】　将上药放入杯中，用沸水冲泡，代茶饮用。每日 1 剂。

【功　效】　清热解毒，消肿散结，利喉。适用于风热型急性喉炎。

方四

【配　方】　无花果 30 克，橄榄 2 枚，冰糖适量。

【制用法】　按常法加水煎汤，代茶饮用。每日 1 剂，连服 3~5 日。

【功　效】　疏风清热，利喉开音。适用于风热型急性喉炎。症见喉内不适，干痒而咳，声出不利，声音嘶哑，或喉内灼热，疼痛，伴见发热，恶寒，头痛，肢体倦怠，骨节疼痛等。

咽喉炎

方一

【配　方】　大西瓜 1 个，朴硝适量。

【制用法】　在西瓜蒂上切一小孔，挖去瓤，装满朴硝，仍以蒂部盖上，用绳缚定，悬挂于通风处，待析出白霜，以鹅毛扫下，研细，储于瓶中备用。用时以笔管将白霜吹于喉部。

【功　效】　清热，消肿。适用于咽喉炎。

方二

【配　方】　金银花 9 克，甘草 3 克，荸荠 14 个。

【制用法】　加水 2 碗，水煎服及含漱用。

【功　效】　清热解毒，凉血。适用于咽喉炎。

方三

【配　方】　鲜酢浆草全草 30 克。

【制用法】　水煎汁代茶饮。

【功　效】　清热解毒。适用于咽喉炎。

方四

【配　方】　鲜苇茎 30 克，生橄榄 3 个（去核）。

【制用法】　将苇茎和橄榄水煎服。亦可单用芦苇根，煎汤代茶。

【功　效】　清肺胃之热，除烦渴。适用于急性咽喉炎。

方五

【配　方】　大河蟹 1 只，生地 30~35 克，调料适量。

【制用法】　将河蟹洗净，剪去尖爪，去蟹脐，去内脏，放入砂锅中，加水 450 毫升，大火煮沸，再将生地洗净切片，和姜片一起放入，转用文火煮透，放入精盐和麻油。分 2 次服，共服 3 天。

【功　效】　清热凉血，养阴生津。适用于急性咽喉炎，咽喉肿痛，饮食滞塞。

咽喉肿痛

方一

【配　方】　鲜万年青叶 3~5 片，醋 50 毫升。

【制用法】　将万年青叶捣汁，加醋混匀，入口频频含咽。

【功　效】　清热解毒，化瘀止血。适用于咽喉肿痛。

方二

【配　方】　橄榄 2 枚。

【制用法】　含口内嚼，徐咽其汁。每次 2 枚，1 日可用 3 次。又可用青果 3 枚（切开），白萝卜 30 克，同煎，连汤带肉服。

【功　效】　清热解毒，止咳利咽。适用于咽喉肿痛，咳嗽。

方三

【配　方】　稻草 1 把，醋适量。

【制用法】　将稻草烧成黑灰，研细用醋调，吹入鼻中或灌入喉中，吐出痰涎即愈。

中华健康宝典

【功　效】　解毒利咽。适用于咽喉肿痛，喉炎，咽炎，失声。

方四
【配　方】　瑞香花（蓬莱花）及根各10克。
【制用法】　将瑞香花、根洗净捣烂，加适量滚开水滤汁服。
【功　效】　祛风，活血，止痛。适用于咽喉肿痛，齿痛，风湿痛。

方五
【配　方】　鲜橄榄3枚，鲜芦根30克。
【制用法】　将橄榄捣碎，和芦根一同加水煎2次，每次用水300毫升，煎20分钟，两次所煎液混合，去渣，当茶饮。
【功　效】　清热，解毒，利咽。适用于肺热盛引起的咽喉肿痛，痰涎壅盛。

方六
【配　方】　绿豆芽50克，木蝴蝶10克，冰糖适量。
【制用法】　滚开水150毫升，温浸10分钟，当茶饮。
【功　效】　清肺利咽。适用于声音嘶哑，咽喉痹痛，咳嗽。

方七
【配　方】　鲜藕汁150毫升，蜂蜜30克。
【制用法】　调匀，1次服完，每日服2次。
【功　效】　清热凉血，润燥。适用于咽喉干痛，皮肤干燥，毛发干枯。

扁桃体炎

方一
【配　方】　葛根、射干各4克，黄芩、大青叶、青蒿、贯众各3克。
【制用法】　每剂煎成200毫升，每日3次，每次70毫升，口服。
【功　效】　清热解毒，消痰利咽。适用于扁桃体炎。

方二
【配　方】　鲜刺苋菜30~60克，白糖或蜂蜜适量。
【制用法】　将刺苋菜洗净切碎，加水煎汤，调入白糖或蜂蜜饮服。每日1~2剂。
【功　效】　清热解毒，消肿。适用于扁桃体炎，咽喉肿痛。

方三

【配　方】 竹叶菜（又名鸭跖草）60~90克。

【制用法】 水煎服。每日1剂。或取竹叶菜捣烂绞汁，每服1酒杯，以温水冲服，每日2~3次。

【功　效】 清热解毒，利水凉血。适用于扁桃体炎，咽喉炎，腮腺炎等。

方四

【配　方】 冰片1.5克，朱砂1.8克，玄明粉、硼砂各15克。

【制用法】 共研为极细末。吹、搽患处。病甚者每日5~6次。

【功　效】 清热解毒，祛腐生肌。适用于扁桃体炎，喉癣，喉痹，重舌，木舌，紫舌，口舌生疮，牙痛。

方五

【配　方】 梨3个，蜂蜜50克。

【制用法】 将梨洗净，去皮、核，捣烂取汁，兑入蜂蜜，加适量凉白开调匀，徐徐饮服。每日1剂，连服3~5日。

【功　效】 清热解毒，润肺利咽。适用于急性扁桃体炎。

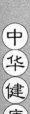

方六

【配　方】 合欢花20克，白糖15克。

【制用法】 将上2味放入杯内，沸水冲泡，代茶饮用。每日1剂。

【功　效】 疏肝理气，消肿止痛。适用于急性扁桃体炎。

方七

【配　方】 芦根30克，橄榄4枚。

【制用法】 将上2味水煎取汁，代茶饮用。每日1剂。

【功　效】 清热解毒，生津利咽。适用于急性扁桃体炎。

方八

【配　方】 硼砂15克，明雄黄、朱砂各3克，赤石脂6克（夏暑天用9克），儿茶、血竭花各1.5克，冰片0.4克，薄荷霜0.1克。

【制用法】 先将前6味研细，再加冰片、薄荷霜，共研为极细末，装入瓶内备用，每日吹撒患处3~4次。

【功　效】 清热解毒，通络散结，消肿止痛，化腐生肌。适用于咽、喉、扁桃体、齿龈等部位红肿疼痛。

偏方秘方验方集萃

第六章

儿科

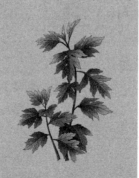

中医儿科认为，小儿脏腑娇嫩，病易发于肺、脾、肾三系。外邪袭肺，就容易引发小儿感冒、咳嗽、哮喘等肺系疾病。喂养不当、脾胃受损，就容易引发消化不良、腹泻、痢疾等疾病。肾常虚，就容易引发遗尿、尿频等症。在治疗上，中医学以中药、针灸、推拿等为主，用药健康，疗效显著。

鹅口疮

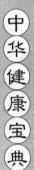

方一

【配　方】　威灵仙 8 克。

【制用法】　水煎服及含嗽，每日 3~4 次。

【功　效】　消炎杀菌。适用于鹅口疮。

【备　注】　如果婴儿不能漱口，可用布蘸药洗涤口腔。

方二

【配　方】　板蓝根 10 克。

【制用法】　上药水煎成液。反复涂擦患处，每日 5~6 次，并可内服。1~5 天即可痊愈。

【功　效】　清热解毒。适用于鹅口疮。

方三

【配　方】　板蓝根 20 克，薄荷 5 克。

【制用法】　煎汁，取一半擦洗患处，每日 5~6 次，另一半分 2~3 次内服。

【功　效】　清热解毒。适用于鹅口疮。

方四

【配　方】　黄连 3 克，金银花 6 克。

【制用法】　水煎 3 次，取液 50 毫升，加奶 100 毫升，每日 3 次，每次20~30 毫升。

【功　效】　清热除毒。适用于鹅口疮。

方五

【配　方】　川黄连、黄芩、川黄柏各 30 克，地榆、青黛、儿茶各 25 克，
五倍子、冰片各 15 克，枯矾 10 克。

【制用法】　将上药共研为极细末，装瓶内备用。用时，取药末少许含于
口中，每日 3 次。

【功　效】　清热解毒。适用于小儿鹅口疮。

小儿口腔溃疡

方一

【配　方】　黄连 3 克，生大黄 6 克（后下），生石膏、板蓝根各 30 克，
黄芩、生山栀、连翘、赤芍、野菊花各 9 克，人中黄 4.5 克。

【制用法】　水煎服，外用锡类散吹口。

【功　效】　清火解毒，凉血利咽。适用于小儿口疮。

方二

【配　方】　灯心草、败酱草、茯苓、白术各 6 克，桂枝 4 克，朱砂 0.5 克
（冲服），黄连 3 克，生甘草 2 克。

【制用法】　每日 1 剂，水煎，分 3~4 次服，5 剂为 1 个疗程。本方为 2 岁
儿童用量，可按年龄酌情增减。

【功　效】　清心降火。适用于小儿口疮。

方三

【配　方】　青黛、黄连、乳香、石膏各 15 克，寒水石 9 克，冰片、硼砂
各 6 克。

【制用法】　将上药共研为细末，密闭贮存。用时，用纸筒将药末少许吹
入口腔患处。

【功　效】　清肝泻火。适用于小儿口疮。

方四

【配　方】　白矾 30 克，活蜘蛛 6 只，冰片 1.5 克。

【制用法】　将白矾用砂锅溶化，再放入蜘蛛，待白矾全部成为枯矾时离
火，剔除蜘蛛，放乳钵内，加入冰片共研细末。用红筒将药

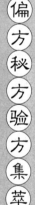

偏方秘方验方集萃

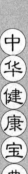
粉少许吹入患处。每日 2 次。

【功　效】　解毒消肿。适用于小儿口疮。

方五

【配　方】　乌梅炭、枯矾、儿茶各 9 克，硼砂 1.5 克（或冰片）。

【制用法】　先将前 3 味药共研细末，入硼砂或冰片同研和匀，装瓶备用。先清洗口腔溃疡面，再把药粉均匀撒在疮面上。每日 1 次。

【功　效】　解毒，收湿，敛疮，生肌。适用于小儿口疮。

方六

【配　方】　生地 6 克，麦冬 4 克，玄参 5 克，贝母、白芍、丹皮各 2 克，薄荷、甘草各 3 克。

【制用法】　水煎服，每天 1 剂。

【加　减】　余热未清者，加金银花、淡竹叶各 5 克。

【功　效】　泻火解毒，养阴清肺。适用于小儿热病后期口腔溃疡。

【备　注】　养阴清肺汤出自《重楼玉钥》，为治白喉之要方。该方以生地、丹皮、玄参、麦冬滋阴清热，凉血解毒；贝母润肺化痰；薄荷宣肺利咽；甘草泻火解毒。共奏养阴清热，解毒之功。

婴幼儿尿布疹

方一

【配　方】　葛根、川黄连、黄芩、川黄柏、茯苓、连翘各 6 克，生甘草 5 克。

【制用法】　将上药水煎 3 次后得药液 200 毫升，其中 100 毫升分 4 次口服，另 100 毫升分 2~3 次外涂患处。每日 1 剂。直至痊愈为止。

【功　效】　升阳透疹，清热燥湿。适用于婴幼儿尿布疹。

方二

【配　方】　青黛 20 克，滑石 100 克，金银花 50 克，川黄连 30 克，生甘草 15 克。

【制用法】　将上药共研为极细末，装入瓶内备用。用时，先将患处常规消毒后，再用上药末撒于患处。每日 2~3 次。3 天为 1 个疗程。

【功　效】　清热泻火。适用于婴幼儿尿布疹。

方三

【配　方】　小米 50 克。

【制用法】　将小米加水 1000 毫升左右，同放入锅内用文火煮至小米开花
（熬烂）即可。取上层清汤备用（待温，以不烫皮肤为宜）。
用时，取消毒棉球蘸米汤涂患处，涂后局部撒一层滑石粉即
可。每日 3~4 次，以愈为度。

【功　效】　除热解毒。适用于婴幼儿尿布疹。

儿童多动症

方一

【配　方】　熟地黄、龟板、黄柏、知母、山药、远志、石菖蒲、龙齿、山
茱萸、茯苓各 10 克。

【制用法】　加水煎沸 15 分钟，滤出药液，再加水煎 20 分钟，去渣，两煎
药液兑匀，分服，每日 1 剂。

【功　效】　清热解毒，滋阴降火，安神益智。适用于儿童多动症，运动
及行为障碍。

方二

【配　方】　生龙骨 30 克，熟地 20 克，炙龟板、丹参各 15 克，石菖蒲、
栀子各 9 克，鹿角粉、益智仁各 6 克，砂仁 4.5 克，炙远志
3 克。

【制用法】　除鹿角粉外，余药水煎，每日 1 剂，分 3 次服。鹿角粉用药液
冲服，每次 2 克，连服 2 个月。

【功　效】　补肾填精，宁心安神。适用于儿童多动症。

方三

【配　方】　鹿角粉（冲服）、益智仁各 6 克，熟地 20 克，砂仁 4.5 克，生
龙骨 30 克，炙龟板、丹参各 15 克，石菖蒲、枸杞子各 9 克，
炙远志 3 克。

【制用法】 每日 1 剂，水煎。连服 2 个月为 1 疗程。

【功　效】 培补精血，调整阴阳，开窍益智。适用于儿童多动症。

方四

【配　方】 生牡蛎、珍珠母、女贞子各 15 克，白芍、枸杞子、夜交藤各 10 克。

【制用法】 将上药加水浸泡 1 小时，煎 2 次，每次 20 分钟。将 2 次煎出药液混合，每日 1 剂，分 3 次服。

【功　效】 平肝潜阳，养肾健脾。适用于儿童抽动症所致挤眼、眨眼、耸肩、摇头、手足多动等。

方五

【配　方】 熟地、黄芪各 15 克，白芍 12 克，龙骨 20 克，五味子、远志、石菖蒲各 6 克。

【制用法】 每日 1 剂，水煎服，分 2 次服。治疗时间最短者为 1 个月，最长者为 6 个月。

【功　效】 滋肾健脾，平肝潜阳，宁神益智，标本兼治。适用于儿童多动不安，性情执拗，冲动任性，做事有头无尾，语言冒失，注意力涣散，伴形体消瘦、面色少华、食欲不振、遗尿。

小儿夜啼

方一

【配　方】 蝉蜕（去半截煎）15 枚，茯神、灯芯草各 9 克，薄荷、远志各 6 克，黄连、龙齿各 3 克。

【制用法】 水煎 2 次，取煎汁 30 毫升，加白糖适量。在下午或晚上服 5~10 毫升。另用朱砂少许抹于小儿双手心或双脚心，可试用。

【功　效】 熄风止痉，养心安神。适用于小儿夜啼。

方二

【配　方】 葛根粉 7~8 克。

【制用法】 放入热开水里，使其溶解，再加入蜂蜜，趁热服用。

【功　效】 解肌退热。治小儿夜啼。

方三

【配　方】千日红花 5 朵，蝉蜕 3 个，菊花 2 克。

【制用法】水煎内服。

【功　效】退热解毒。适用于小儿夜啼。

方四

【配　方】大茴香、小茴香、大黄各 10 克，面粉 60 克。

【制用法】将前 3 味药研成细末，加入面粉及水，做成 3 个小饼，外敷肚脐处，上加热水（以小儿能承受为度），每日早、午、晚各敷 1 次，3 个饼交替使用，连用 3 天。

【功　效】散寒止痛，理气和中。适用于小儿夜啼。

方五

【配　方】灯芯草 5 克。

【制用法】烧灰，涂于母亲的乳房上，让孩子吃。

【功　效】清心火。适用于小儿夜啼。

【备　注】适用于吃母乳的婴儿。

方六

【配　方】大蒜 1 头（煨干研细末），乳香 1.5 克。

【制用法】捣匀为丸，如芥子大。每用 7 粒，乳汁送下。

【功　效】杀菌，消炎，止痛。适用于小儿腹痛夜啼。

方七

【配　方】淡竹叶 30 克，北粳米 50 克，冰糖适量。

【制用法】将淡竹叶加水煎汤，去渣后入粳米、冰糖，煮粥。早晚各 1 次，稍温顿服。

【功　效】清心火。适用于心火炽盛之夜啼。

方八

【配　方】丁香、肉桂、吴茱萸各等量。

【制用法】上药共为细末。取适量药末置于普通膏药。贴于脐部，每晚 1 次，次晨去掉。

【功　效】健脾止痛。主治小儿脾脏虚寒型夜啼。

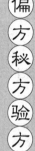

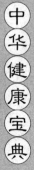

小儿感冒发热

方一

【配　方】　柴胡、龙胆草、知母、川芎各 6 克，茯苓、当归各 9 克，炙甘草 12 克。

【制用法】　每日 1 剂，水煎 2 次，分 2~3 次服。

【功　效】　解急退热，活血通脉。适用于小儿发热。

方二

【配　方】　吴茱萸、山栀子各 20 克。

【制用法】　上药研为细末，用食醋调成糊状，敷于涌泉穴，再用纱布包扎固定，每 4 小时换药 1 次，连用 2~3 天。

【功　效】　泻火除烦，清热。适用于小儿发热。

方三

【配　方】　麦芽 15~20 克，白薇、滑石各 9~12 克，淡竹叶 8~12 克，连翘、钩藤、青蒿（后下）各 6~9 克，蝉蜕 3~6 克。

【制用法】　用 450 毫升的水，煎至 150 毫升即可，可分 3 次温服。

【功　效】　清热解表，利水消食。适用于小儿感冒发热。

方四

【配　方】　柴胡、粉葛根各 10 克，黄芩、枳壳、甘草（炙）各 6 克，生姜 3 片，大枣 5 枚。

【制用法】　上药用水煎服。

【功　效】　治小儿无名低热。

方五

【配　方】　淡豆豉 9 克，葱白 5 个。

【制用法】　将以上 2 味水煎后，趁热服下。

【功　效】　发散风热，解表，和胃。适用于小儿夏日感冒。

方六

【配　方】　麻黄、苏叶、葱白、白芷、以姜汁各等量。

【制用法】　麻黄、苏叶、白芷研粉，葱白捣如泥，以姜汁调敷脐。

【功　效】　疏风解表，发散风寒。适用于风寒感冒。

小儿咳嗽

方一

【配　方】 川贝母、鹿茸血末各10克，冰糖50克，雪梨1个。

【制用法】 将梨去皮切片，川贝母、鹿茸血末面撒布中间，文火炖熟后，入冰糖待溶化，每天分3次将汁饮下，并食梨片。

【功　效】 清肺宁嗽化痰，适用于小儿咳嗽。

方二

【配　方】 苇根12~30克，炙金沸草9~15克，炙麻绒、炙冬花、炙前胡各6~12克，桔梗、炙百部各6~10克，黄连1.5~6克。

【制用法】 用水煎服，每日服用1剂即可。

【功　效】 清心泻肺，宣肺降逆，化痰止咳。适用于小儿咳嗽。

方三

【配　方】 鸭梨3个，大米50克。

【制用法】 将鸭梨洗净，加水适量煎煮半小时，捞去梨渣不用，再加入米粥。趁热食用。

【功　效】 润肺清心，消痰降火。适用于小儿肺热咳嗽。

方四

【配　方】 大蒜20克，蜂蜜15克。

【制用法】 将大蒜去皮捣烂，用开水1杯浸泡，晾冷后再隔水蒸20分钟。取汁调蜂蜜饮。

【功　效】 止咳祛痰。适用于小儿久咳不愈。

方五

【配　方】 板蓝根10~24克，白茅根10~20克，侧柏叶6~15克，川贝5~9克，蝉蜕、杏仁各4~8克，甘草2~5克。

【制用法】 水煎服，每日1剂。

【功　效】 清肺化痰，轻宣止咳。适用于小儿上呼吸道感染咳嗽。

方六

【配　方】 金银花、杏仁各10克，鹅不食草6克。

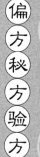

偏方秘方验方集萃

【制用法】　水煎服。

【功　效】　解表宣肺止咳。适用于支气管炎初起，发烧不重，咳嗽有痰，鼻塞流涕，舌苔薄黄等症的咳嗽。

方七

【配　方】　生石膏30克，鱼腥草15克，杏仁10克。

【制用法】　水煎服。

【功　效】　清热宣肺化痰。适用于肺胃热盛型咳嗽。症见发热较重，连续不退，咳嗽痰多，呼吸急促气喘，舌质红，苔黄，脉滑数。

方八

【配　方】　鲜藕250克，蜂蜜50克。

【制用法】　将鲜藕适量洗净，捣烂榨汁，加蜂蜜调匀。分5次服，连用数日。

【功　效】　清热润燥，凉血，止咳祛痰。适用于小儿肺热咳嗽，咽干咽痛，血热鼻衄。

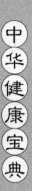

小儿哮喘

方一

【配　方】　桂枝、白芍、姜半夏、陈皮、生姜、大枣、龙骨、牡蛎。

【制用法】　水煎服，每日1剂。

【功　效】　解表祛风，安神，调和阴阳，降逆化痰。适用于小儿哮喘。

【备　注】　小儿哮喘，其病理多为乳食不节，内伤脾胃，脾虚湿滞，湿聚成痰；或热病伤阴，阴损及阳，外卫失护，感冒时作，内外合邪，疾气相结，阻塞气道，上逆为喘。

方二

【配　方】　鸡蛋1~2个，蜂蜜1~2汤匙。

【制用法】　将鸡蛋去壳，在油锅内煎熟，趁热加蜂蜜，立即进食。

【功　效】　滋阴养血，清热润燥。适用于小儿哮喘。

方三

【配　方】　猫胞衣。

【制用法】 洗净，风干后放瓦上，以文火焙炙存性，研细末，以黄酒送服，每次1~2克，每日2次。服后盖上棉被取汗。

【功　效】 温中降逆。适用于风寒所致小儿咳喘。

方四

【配　方】 鹅管石（煅研）、杏仁、茯苓各6~10克，炙麻黄3克，瓜蒌仁6~12克，梨皮10~15克，陈皮、半夏、苏子、射干各6~9克，姜汁3~5克。

【制用法】 水煎服，每日1剂。分4次服。

【加　减】 偏寒者，加桂枝、细辛；偏热者，加石膏、鱼腥草、青黛；肺虚者，加黄芪、党参、五味子；脾虚者，加党参、山药、白术；肾虚者，加补骨脂、淫羊藿、胡桃肉；咳嗽剧烈者，加紫菀、款冬花、诃子；哮喘严重者，加白果、地龙、椒目；痰多者，加葶苈子、猪牙皂、胆南星。

【功　效】 补益肺气，止咳平喘。适用于咳嗽，哮喘。

小儿消化不良

方一

【配　方】 刺海参内脏适量。

【制用法】 将海参内脏焙干研为末。每次3克，每日3次，开水冲服。

【功　效】 健脾止泻。适用于小儿消化不良。

方二

【配　方】 山药500克，豆馅、金糕、白糖各150克，面粉60克，香精、青丝、红丝各少许。

【制用法】 将山药洗净蒸烂，去皮，晾凉，然后捣成泥，加入面粉搓成面团。把面团擀开铺平，抹匀豆馅，再摆匀金糕，撒上白糖和青丝、红丝，切成条状入笼蒸熟。食之。

【功　效】 补脾胃，助消化。适用于小儿消化不良。

方三

【配　方】 锅巴1500克（炒黄），炒神曲、山楂、莲肉（去心，锅蒸20

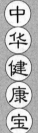

分钟）各 120 克，炒砂仁 60 克，鸡内金 30 克（炒），白糖、米粉各适量。

【制用法】 上药前 6 味共捣碎，研成细末，调入白糖、米粉拌匀，按常法做蒸饼或烙食。蒸焰火力不宜过大，时间不宜过长，以防药性挥发，影响疗效。

【功　效】 健脾消食，清虚热。适用于小儿消化不良，食积腹痛。

方四

【配　方】 栗子 10 枚，白糖 25 克。

【制用法】 栗子去皮，加水适量煮成糊膏，下白糖调味。每日 2 次。成人服用量可加倍。

【功　效】 养胃健脾。适用于小儿消化不良，脾虚腹泻。

方五

【配　方】 大葱 1 根，鲜姜 30 克，茴香粉 15 克。

【制用法】 将葱、姜洗净，切碎捣烂如泥，加入茴香粉搅拌均匀后，炒至温热（不伤皮肤为度）。以纱布包好，敷于脐部，每日 1~2 次，直至痊愈。

【功　效】 温中健胃，扶脾散瘀。适用于小儿消化不良，食少腹胀。

方六

【配　方】 牛肚 250 克，大米 70 克，盐少许。

【制用法】 用盐将牛肚搓洗净，切小丁，与大米煮作烂粥，加盐调味。食用。

【功　效】 健脾养胃。适用于小儿病后虚弱，食欲不振，四肢乏力。

方七

【配　方】 山楂片 20 克，大枣 10 枚，鸡内金 2 个，白糖少许。

【制用法】 山楂片及大枣烤焦呈黑黄色，加鸡内金、白糖煮水。频频温服，每日 2~3 次，连服 2 天。

【功　效】 健脾止泻，消食化滞。适用于小儿不思饮食、腹胀、手足心热、头发干枯、大便干燥或稀溏。

小儿厌食症

方一

【配　方】　炒神曲、炒麦芽、焦山楂各 10 克，炒莱菔子、陈皮、炒鸡内金各 6 克，延胡索 5 克。

【制用法】　上药共研细末，备用。用时取 10~15 克药粉，加入淀粉少许，用白开水调成软膏状，敷贴肚脐上，外用纱布固定。晚敷晨取，每日 1 次，5 次为 1 疗程。

【功　效】　消食化积，理气导滞。适用于小儿厌食症。

方二

【配　方】　党参、山药各 6 克，菖蒲、郁金各 4 克，杏仁、木香、枳壳、槟榔、鸡内金各 3 克，莪术、牵牛子、大黄炭各 2 克，花椒、肉桂各 1 克。

【制用法】　每日 1 剂，水煎 2 次，分 3 次服。1 个月为 1 疗程。

【功　效】　温中健脾，行气止痛。适用于小儿厌食症。

方三

【配　方】　藿香、砂仁、草果仁、橘皮、五味子各等份。

【制用法】　上 5 味研成细末，过筛后备用。取鲜鲤鱼 1 条，放油锅内煎、炸数分钟，加入碎生姜 5 克、五香粉 3 克，翻动后加入米醋一小杯，放入菜盘内令病人嗅之，使病人口流唾液，然后令病人做菜食用。

【功　效】　健脾和胃。适用于小儿厌食症。

【备　注】　方中藿香、砂仁、草果仁芳香化湿醒脾，橘皮行气健脾和胃，五味子益气生津敛阴，生姜健胃助消化，米醋敛肝胃，鲤鱼味道鲜美，可促进食欲。诸药合用，使脾气升，胃气降，补而不滞，温不伤阴，五味俱全，患者乐服，实为治疗厌食症之妙方。

方四

【配　方】　山药、薏苡仁各 250 克，芡实 200 克，大米 500 克。

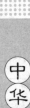

【制用法】 上药分别下锅，用微火炒成淡黄色，混合后研细过筛即成，每日早晚 1 汤匙冲服，20 天为 1 个疗程。

【加　减】 便溏者，加扁豆 150 克；积滞腹胀者，加鸡内金 100 克；口渴多饮者，加天花粉 60 克，白芍 60 克。

【功　效】 健补脾胃。适用于小儿厌食症。

方五

【配　方】 饭锅巴、面锅巴各 150 克，淮山药 25 克，莲子、薏苡仁、白术各 10 克，山楂、麦芽、神曲各 9 克，砂仁 6 克，甘草 3 克。

【制用法】 水煎服，每天 1 剂，5 天为 1 疗程。

【功　效】 健脾醒胃，消食导滞。适用于小儿厌食症。

方六

【配　方】 杏仁（去皮）、栀子、小红枣（此 3 味：女子每种用 7 粒，男子每种用 8 粒），黍米 1 撮。

【制用法】 先将黍米、红枣放入碗中，加适量水，上锅蒸 20 分钟取出，待凉后，将枣核去掉，再加入前 2 味药粉，一起捣如烂泥状，平摊于一块黑布上，备用。将膏药贴敷于脐腹部，用胶布固定，敷 24 小时后去掉，以腹部出现青色为宜，连敷 2 贴。

【功　效】 健脾醒胃，消食化积。适用于小儿厌食症。

方七

【配　方】 使君子、党参、山楂各 8 克，苍术 6 克，胡黄连 2 克，芦荟 1 克。

【制用法】 上药水煎 2 次，混合药液约 100 毫升，加少许蔗糖，分多次频服，每日 1 剂，5 剂为 1 疗程。

【功　效】 健脾清热，杀虫消积。适用于小儿厌食症。

方八

【配　方】 皂荚 100 克。

【制用法】 取干燥皮厚、质硬光滑、深褐色的无虫蛀之皂荚，刷尽泥灰，切断，放入铁锅内，先武火，后文火煅存性，剥开荚口，以内无生心为度，研细为末，瓶装备用。用时，每次 1 克，以红糖适量拌匀吞服。每日 2 次。

【功　效】 消积滞，健脾胃。适用于小儿厌食症。

方九

【配　方】　吴茱萸、白胡椒、白矾各等份。

【制用法】　上药共研细末，贮瓶备用。用时取上药粉20克，用陈醋调和成软膏状，敷于两足心涌泉穴上，外用纱布包扎固定。每日换药1次。

【功　效】　温中散寒，清热燥湿。适用于小儿厌食症。

方十

【配　方】　山药12~15克，扁豆、薏苡仁、麦芽各9~12克，木瓜、乌梅、云茯苓各6~9克，甘草3~6克，鲜荷叶（后下）20克。

【制用法】　每日1剂，水煎，分3次服。10剂为1疗程。

【功　效】　健脾利湿，开胃消食。适用于小儿厌食症。

方十一

【配　方】　山楂6克，陈皮5克，白术4克。

【制用法】　将上述3味共研细粉，米汤调糊，敷于脐窝，盖上纱布，外用胶布固定。每日换药1~2次，3~5日为1疗程

【功　效】　消食健脾。适用于小儿厌食症。

方十二

【配　方】　西红柿数个。

【制用法】　洗净，用开水泡过去皮，去籽，用干净纱布挤汁，每次服用50~100毫升，每日2~3次，汁中不要放糖。

【功　效】　健脾开胃。适用于小儿厌食症。

方十三

【配　方】　大黄、甘草各3克，槟榔、陈皮各6克，砂仁5克，焦山楂、建曲、炒麦芽各10克。

【制用法】　每日1剂，水煎服。

【功　效】　理气醒脾，消食开胃。适用于小儿厌食症。

方十四

【配　方】　藿香、半夏、厚朴、山楂、神曲、鸡内金、砂仁各6克，茯苓10克，甘草3克。

【制用法】　每日1剂，水煎2遍，分4~6次服。

【功　效】　消食和胃，化浊运脾。适用于食滞厌食。

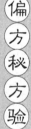

偏方秘方验方集萃

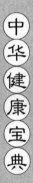

方十五

【配　方】　白术、茯苓、党参、陈皮各6克。

【制用法】　水煎服。

【功　效】　健脾和胃。适用于脾虚型厌食。症状表现为面色苍黄，形体消瘦，不思饮食，好卧懒动，疲倦少语，大便稀不成形，舌质淡，苔少，脉象细弱无力。

小儿腹泻

方一

【配　方】　嫩高粱霉4~5个。

【制用法】　在高粱吐穗时，剪取其刚生长出来的嫩乌霉（未黑者）。用水洗净吃。

【功　效】　固胃涩肠。适用于小儿腹泻。

方二

【配　方】　大蒜（未去皮）1头。

【制用法】　将大蒜用小火烧烤并不时翻动，使大蒜外皮烧糊，里面烧软、烧熟，然后将烧熟的蒜肉碾碎，再喂给婴儿。

【功　效】　杀菌排毒。适用于小儿腹泻。

方三

【配　方】　党参6~10克，白术、茯苓各6~8克，肉桂、肉豆蔻各3~4克，藿香（后下）3克。

【制用法】　每日1剂，水煎，分次频服。

【功　效】　健脾化湿，温中止泻。适用于小儿秋季腹泻。

方四

【配　方】　焦白术12克，黄芩、白芍、葛根（煨）、防风、焦麦芽各10克，甘草、乌梅各6克，陈皮1克，生姜3片，大枣5个。

【制用法】　水煎服，分数次服，每日1剂。

【功　效】　清热散邪，涩肠止泻。适用于小儿秋季腹泻。

方五

【配　方】　绿豆粉9克，鸡蛋清1份。

【制用法】　共调和为饼。呕者贴于囟门，腹泻者贴于足心。

【功　效】　清热解毒，消暑利水。适用于夏天小儿上吐下泻不止。

方六

【配　方】　胡椒粉1克，熟米饭15克。

【制用法】　将刚蒸熟的大米饭在手中拍成小薄圆饼，把胡椒粉撒在饼的中央。待饼不烫手时，将其正对肚脐贴上，以绷带固定，4~8小时除去。

【功　效】　助消化。适用于婴幼儿单纯性消化不良之腹泻。

方七

【配　方】　苹果1个。

【制用法】　切成薄片，放于大瓷碗中，盖好，隔水蒸熟，捣成泥，喂幼儿服食。

【功　效】　收敛健脾。适用于幼儿单纯性良性腹泻、口渴。

方八

【配　方】　石榴皮8克。

【制用法】　水煎频服，代茶饮。

【功　效】　涩肠止泻。适用于小儿久泻。

方九

【配　方】　葛根、生山楂肉、谷芽、麦芽、扁豆衣、黄芩、陈石榴皮各10克，防风、乌梅、甘草各5克，桔梗3克，黄连2克。

【制用法】　水煎服，每日1剂。

【功　效】　祛风解表，清热利湿，健脾止泻。适用于小儿腹泻病程较短者。症见泻下稀薄或秽臭，舌苔薄白或腻或微黄。

方十

【配　方】　淮山药10克，炒白术、扁豆、南山楂、茯苓、赤芍、神曲各9克，醋夏5克，化皮3克，白蔻2粒。

【制用法】　水煎服，每日1剂。

【功　效】　健脾止泻。适用于小儿脾虚泄泻。

小儿痢疾

方一

【配　方】　车前60克。

【制用法】　全草煎水服，每日1次。

【功　效】　清热除湿，止泻。适用于小儿细菌性痢疾。

方二

【配　方】　生大黄、木香、焦山楂、枳壳、黄柏、槟榔各10克，黄连3克。

【制用法】　每日1剂，水煎频服。

【加　减】　发热者，加葛根、鸡苏散；赤多白少者，加秦皮、白头翁；白多赤少者，加苍术、川朴、藿香。

【功　效】　清热燥湿，破气消积。适用于小儿急性细菌性痢疾。

方三

【配　方】　乌梅、艾叶、川椒、赤石脂、干姜、黄连各9克，槟榔、黄芩各15克。

【制用法】　上药所用剂量根据患儿年龄而定，以一定量水浸泡药5分钟。用武火煎开，改文火煮20分钟，煎取药液少量频服，每日1剂。幼儿可分数次服完。

【功　效】　燥湿运脾，导滞清痢。适用于小儿急性细菌性痢疾。

方四

【配　方】　冰糖20克，葵花籽50克。

【制用法】　将葵花籽用开水冲烫后，煮1小时，加冰糖。服汤，每日2~3次，可连续服用。

【功　效】　清热利湿。适用于小儿血痢之腹痛下坠、恶心。

方五

【配　方】　绿豆、胡椒各3粒，红枣2枚。

【制用法】　将红枣洗净，去核，与绿豆、胡椒共捣烂。敷于肚脐上。

【功　效】　清热解毒，祛寒湿。适用于小儿红、白痢疾。

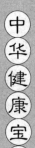

方六

【配　方】　鲜小苦瓜5条。

【制用法】　将苦瓜洗净榨汁，过滤。每日服1~2次。

【功　效】　清热，解毒，祛湿。适用于小儿红、白痢疾。

小儿脱肛

方一

【配　方】　新鲜苦叶苗根60~80克。

【制用法】　上药洗净，置锅内加水500毫升，文火煎至200毫升左右，去渣，继续熬水收膏，随即摊于白布上。贴患儿囟门。视患儿年龄，布块可剪成直径为5~7厘米的圆形。贴前剪去患儿囟门处长发，洗净污垢。

【功　效】　清热解毒，外用固脱。适用于小儿脱肛。

方二

【配　方】　黄芪、党参、赤石脂各6克，黄芩、黄连、升麻各4.5克，当归、柴胡、枳壳、白芷、陈皮、甘草各3克。

【制用法】　每日一剂，水煎服。

【功　效】　益气升提，清热燥湿，收敛固脱。适用于小儿脱肛。

方三

【配　方】　蝇牛（去外壳焙干）100个，龙骨10克，冰片3克。

【制用法】　上药共研细末，装瓶备用。用时先将药粉均匀撒在纱布上。再用右手托带药纱布，对准肛门脱出肿块，慢而有力地将肿块推入肛门，待肿块复位后，适当休息，多食蔬菜及软食，保持大便稀软，以巩固疗效。

【功　效】　消炎固脱。适用于小儿脱肛。

方四

【配　方】　鳖头（焙干）1个，升麻、五倍子各5克，枳壳10克。

【制用法】　上药共研细末，过筛后以米醋调匀成软膏状，备用。每次取铜钱大的药膏敷于脐窝上，外以纱布盖上，胶布固定。2天换药 2 次，10 次为 1 疗程。

【功　效】　升提固脱。适用于小儿脱肛。

婴幼儿绿便

方一

【配　方】　淮山药、白扁豆、槟榔、山楂、鸡内金各 15 克，党参、生黄芪、黄芩各 20 克，乌梅、白术、神曲、川厚朴、灯芯草各 10 克。

【制用法】　将上药研为细面后，过 100 目筛，装入干净瓶内密封备用。用时，每次服 2~3 克，每日 3~4 次。愈后宜再服 6~8 次，以巩固疗效。

【功　效】　健脾消积。适用于婴幼儿绿便。

方二

【配　方】　川黄连、龙胆草各 15 克，车前子、党参、白术、茯苓、神曲、半夏、白芍各 10 克，甘草 6 克。

【制用法】　将上药共碾为细面，装瓶备用。用时，1 岁以下，每次服 0.5~1 克；1~3 岁，每次服 1.5~2 克，每日 3 次，开水调服。

【功　效】　泻肝胆火。适用于婴幼儿绿便。

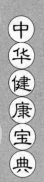

小儿肝炎

方一

【配　方】　茵陈、板蓝根各 20 克，茯苓、淮山药、柴胡、白术各 10 克，神曲 6 克，生甘草 5 克，大枣 3 枚。

【制用法】　将上药水煎 3 次后合并药液，分 2~3 次口服，每日 1 剂。10 天为 1 个疗程。

【功　效】　疏利肝胆。适用于小儿肝炎。

方二

【配　方】　马兰、车前草各 1000 克，茵陈 500 克。

【制用法】　上药干品减半。加水适量，煮沸后温水煎 2 小时，过滤浓缩至 1000 毫升，装瓶煮沸消毒备用。每次用量：2~5 岁 15 毫升，6~10 岁 20 毫升，11~14 岁 30 毫升。每日 3 次。服至黄疸消退、肝功能恢复正常、肝脾缩回为止。

【功　效】　清热消炎。适用于小儿肝炎。

方三

【配　方】　郁金 75 克，甘草、茵陈各 15 克。

【制用法】　将上药研成细末，炼蜜为丸，每丸重 1.5 克。1 岁以内每日 1 丸，2 岁 2 丸，3 岁 3 丸，4~5 岁 4 丸，6~9 岁 6 丸，10~12 岁 9 丸，分 2~3 次服。

【功　效】　保肝利胆。适用于小儿肝炎。

小儿过敏性紫癜

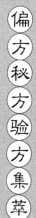

方一

【配　方】　鲜白茅根 30 克，生地黄、紫草、丹皮、威灵仙、鸡血藤、焦山楂、丹参各 10 克，广木香、乳香、青黛各 3 克，生甘草 5 克。

【制用法】　将上药水煎 3 次后合并药液 200 毫升，分 3~4 次温服。每日 1 剂，5 天为 1 个疗程。

【加　减】　伴肾炎者，加茜草、仙鹤草、生薏苡仁各 10 克；伴腹痛者，加赤芍、延胡索、枳实、香附各 10 克；伴关节肿痛者，加伸筋草、路路通、桂枝各 10 克。

【功　效】　凉血止血。适用于小儿过敏性紫癜。

方二

【配　方】　金银花藤、连翘各 15 克，蝉蜕 5 克，败酱草、全当归、牡丹皮各 10 克，川芎 3 克。

【制用法】　将上药水煎，每日 1 剂，分 2~3 次口服。10 剂为 1 个疗程。

本方剂量可随年龄增减。

【加　减】　小便有血者，加白茅根、大蓟、小蓟各15克；蛋白尿者，加生黄芪、木通、石韦各10克；大便有血者，加地榆炭、仙鹤草各10克；腹痛、呕吐者，加苏叶、法半夏、姜竹茹各6克。

【功　效】　清热解毒，活血消瘀。适用于小儿过敏性紫癜。

小儿肌性斜颈

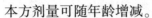

方一

【配　方】　桃仁、红花、血竭、芒硝、郁金各等份。

【制用法】　上药共研细末，贮瓶备用。视肿块大小，剪一比肿块稍大的纱布块，先涂上调和剂，后撒上药粉，敷贴于肿块上，外用胶布固定，隔日换药1次。敷后患儿均无不良反应。

【功　效】　活血化瘀，软坚散结。适用于小儿肌性斜颈。

方二

【配　方】　当归、赤芍、红花、泽兰、威灵仙各10克，透骨草、伸筋草、香樟木、五加皮各15克。

【制用法】　上药加水煎取浓汁，备用。上药汁趁温，用毛巾浸渍，在患部湿热敷，每日1~2次。注意不要烫伤，并配合按揉硬结块处。

【功　效】　祛风除湿，活血化瘀，消肿散结。适用于小儿肌性斜颈。

方三

【配　方】　大黄、木香、桃仁、红花、栀子、玄明粉各等份。

【制用法】　上药共研细末，装瓶备用。用时每次取药粉30~50克，以酸醋适量调匀，敷于患处，用纱布、绷带包扎即可。一般2~3天换药1次。若敷后药粉干燥松散，可再加适量醋调拌继续使用。也可待小儿睡眠时外敷，醒后取下。

【功　效】　清热解毒，活血化瘀，软坚散结。适用于小儿肌性斜颈。

小儿佝偻病

方一

【配　方】　珍珠贝 30 克，太子参 9 克，苍术、熟地、五味子、女贞子各 6 克。

【制用法】　上 6 味共研细末，或水煎。每次服 1 克，每日 3 次，连服 2 个月；或上药每日 1 剂，水煎，分 3 次服。

【功　效】　补肾益脾。适用于小儿佝偻病。

方二

【配　方】　毛蚶壳（瓦楞子）、龙骨各 30 克，苍术 9 克，五味子 3 克。

【制用法】　先煅毛蚶壳，然后与诸药共研为细末。每次 1.5 克，1 日 3 次，连服 1~2 个月。

【功　效】　健脾燥湿，补肾壮骨。适用于小儿佝偻病。

方三

【配　方】　海蛤壳、甘草各等量。

【制用法】　将上 2 味研粉，混合后备用。每次 3~5 克，每日 2~3 次，开水冲服。

【功　效】　健脾壮骨。适用于小儿佝偻病。

方四

【配　方】　干黄精 100 克，蜂蜜 200 克。

【制用法】　干黄精洗净放在铝锅内，加水浸泡透发，再以小火煎煮至熟烂，液干，加入蜂蜜煮沸，调匀即成。待冷，装瓶备用。每次 1 汤匙。

【功　效】　补益精气，强筋壮骨。适用于小儿下肢萎软无力。

方五

【配　方】　鸡蛋皮。

【制用法】　将鸡蛋皮洗净，烤干，研粉过筛为极细状。1 周岁以下每次服 0.5 克，1~2 岁每次服 1 克，每日 2 次。

【功　效】　制酸补钙。适用于钙质缺乏所致手足搐搦症、佝偻病。

偏
方
秘
方
验
方
集
萃

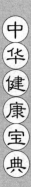
方六

【配　方】　猪脊骨或腿骨、菠菜各适量。

【制用法】　将猪脊骨砸碎，加水熬成浓汤，加入洗净、切成小段的菠菜稍煮即成。饮汤吃菜，最后将骨髓也吃下。每日 2 次，可连续饮服。

【功　效】　养血，利骨。适用于小儿软骨病。

小儿癫痫

方一

【配　方】　蝉蜕 30 克，白附子、僵蚕、天麻、钩藤各 20 克，全蝎 15 克，朱砂 10 克。

【制用法】　将上药共研为极细末，装入瓶内密封备用。用时，1 岁以内服0.5 克，1~2 岁服 1 克，2~4 岁服 1.5 克。年龄大者可酌情加量。每日 2 次，白开水送服。1 剂为 1 个疗程。

【功　效】　祛风邪。适用于小儿癫痫。

方二

【配　方】　生黄芪 60 克，赤芍、防风各 3 克，蜈蚣（研冲）1 条。

【制用法】　将前 3 味药水煎，蜈蚣研末冲服。每日 1 剂。

【功　效】　补中益气。适用于小儿癫痫。

小儿麻痹

方一

【配　方】　桑枝、川芎、当归、桑寄生、土牛膝、独活、秦艽各 10 克。

【制用法】　煎汤加黄酒，每日用纱布蘸药在麻痹部位搽 2 次。

【功　效】　祛湿行气，调经止痛。适用于小儿麻痹。

方二

【配　方】　金银花藤、野菊花、络石藤、海风藤各 30 克。

【制用法】　煎服 1 次。

【功　效】　消肿解毒，疏风通络。适用于小儿麻痹。

方三

【配　方】　黄芪 20 克，木瓜、川断、当归、狗脊、五加皮各 10 克，制马钱子 8 克，制川乌、制草乌、地龙、萆薢各 5 克。

【制用法】　上药共研极细末，过 120 目筛备用。视年龄及体质每次服 0.5~2 克，每天 2 次。可先从小剂量服起，逐渐加大剂量。10 天为 1 疗程，一般治疗 3~6 个疗程。

【功　效】　补气升阳，通络散结。适用于小儿麻痹症所致瘫痪。

小儿惊厥

方一

【配　方】　郁李仁、桃仁各 14 枚，黄栀子 6 克。

【制用法】　共研细末，以鸡蛋清调匀。敷于两手脉搏上，24 小时后解下，呈青黑色为度。

【功　效】　下气利水，清热凉血。适用于小儿惊厥。

方二

【配　方】　钩藤叶 9 克。

【制用法】　水煎服。

【功　效】　熄风止痉。适用于小儿惊厥。

方三

【配　方】　薄荷、连翘、山栀、黄芩、大黄、钩藤、石决明、全蝎、龙齿、蜂蚕各若干。

【制用法】　水煎，服 2~3 次。

【功　效】　清热定惊。适用于小儿惊厥。

方四

【配　方】　马鞭草 6 克，钩藤 15 克。

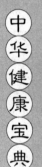

【制用法】 水煎服。每日1剂，分3次口服。

【功　效】 清热解毒，熄风定惊。适用于小儿惊厥。

方五

【配　方】 牛黄少许，梨汁适量。

【制用法】 将上2味搅匀内服。

【功　效】 镇惊熄风。适用于小儿惊厥。

方六

【配　方】 山羊角60克。

【制用法】 水煎，依年龄酌量内服。

【功　效】 镇惊。适用于小儿惊厥。

方七

【配　方】 赤蜈蚣（炙）1条，僵蚕、南星（炮）各3克，麝香0.3克，猪牙皂角（略炒存性）3克。

【制用法】 上药共研极细末，贮瓶备用，勿泄气。以手沾生姜汁蘸药末少许擦牙，或用姜汁调药末呈稀糊状，滴入口内2～3滴。

【功　效】 通窍开关。适用于小儿惊厥、牙关紧闭。

方八

【配　方】 活蚯蚓1条，生吴茱萸7克，白芥子3克，米醋适量。

【制用法】 将吴茱萸、白芥子混合研为细末，与蚯蚓共捣烂，再加米醋调成膏状。取药膏贴于患儿脐中及足心（涌泉穴）上，外盖纱布，用胶布固定，每日换药1～2次。

【功　效】 熄风化痰，镇惊。适用于小儿惊厥、四肢抽搐、牙关紧闭、高热神昏。